凤凰医学
Phoenix MedPub

命门学说理论研究与临床发微

主编　林明欣

江苏凤凰科学技术出版社·南京

U0393582

图书在版编目(CIP)数据

命门学说理论研究与临床发微 / 林明欣主编. — 南京：江苏凤凰科学技术出版社，2023.12(2024.7重印)

ISBN 978－7－5713－3775－9

Ⅰ. ①命… Ⅱ. ①林… Ⅲ. ①命门－研究 Ⅳ. ①R223

中国国家版本馆 CIP 数据核字(2023)第 179400 号

命门学说理论研究与临床发微

主 编	林明欣	
责 任 编 辑	楼立理	
助 理 编 辑	王一竹	
责 任 校 对	仲 敏	
责 任 监 制	刘文洋	

出 版 发 行	江苏凤凰科学技术出版社
出版社地址	南京市湖南路 1 号 A 楼,邮编：210009
出版社网址	http：//www. pspress. cn
照 排	南京新洲印刷有限公司
印 刷	江苏凤凰数码印务有限公司

开 本	720 mm×1000 mm　1/16
印 张	12
字 数	180 000
版 次	2023 年 12 月第 1 版
印 次	2024 年 7 月第 3 次印刷

标 准 书 号	ISBN 978－7－5713－3775－9
定 价	66.00 元

图书如有印装质量问题,可随时向我社印务部调换。

命门学说理论研究

与临床发微

林明欣教授大作

甲辰春于北京 陈少华

融古通今

推陈出新

林明欣医师

陈可冀

二〇二〇年九月

于北京

国医大师陈可冀院士题词

承前启后
继往开来

书赠林明欣博士　韦贵康　庚子年冬

国医大师韦贵康题词

薪火相传
守正出新

书赠林明欣贤契
2020年门于南昌
伍炳彩

国医大师伍炳彩题词

微言大义

酌古斟今

书赠林明欣教授

施杞

壬寅春

于上海

国医大师施杞题词

薪火相传

发展中医

书赠 林晓欣博士

吕仁和

国医大师吕仁和题词

精勤不倦

博极医源

循文以证，必视其成而为上工大医

九二叟朱良春

国医大师朱良春寄语

编审委员会

编写委员会

郜守兰(上海中医药大学)

汪锦城(中国中医科学院中医基础理论研究所)

陈昌明(北京市丰台区中医医院)

陈昱良(北京中医药大学)

林延超(厦门市中医院)

罗　力(广州新海医院)

韩　蕊(河南大学体育学院)

廖广毅(广州中医药大学)

熊　霸(茂名市中医院)

学术秘书　汪锦城(兼)

出 版 说 明

　　2015 年 12 月,恰逢中国中医科学院 60 年院庆,习近平总书记给我院发来贺信指出:"中医药学是中国古代科学的瑰宝,也是打开中华文明宝库的钥匙",要"切实把中医药这一祖先留给我们的宝贵财富继承好、发展好、利用好";2019 年 10 月,《中共中央国务院关于促进中医药传承创新发展的意见》明确指出"挖掘和传承中医药宝库中的精华精髓";2022 年 4 月,中共中央办公厅、国务院办公厅印发的《关于推进新时代古籍工作的意见》中也提出:"梳理挖掘古典医籍精华,推动中医药传承创新发展,增进人民健康福祉",系统挖掘古典医籍精华是推动中医药守正传承、融合创新、高质量发展的重要举措。

　　命门学说是中医药学理论体系的重要组成部分,属于中医药宝库中的"精华"。命门学说从诞生到相对成熟,历经 2 000 多年,其理论内涵从简单的部位描述逐渐发展到与生命本源建立联系。然而,近年来命门学说研究处于"零星探索"和"兴趣化研究"阶段。2010—2013 年(博士阶段),本人对命门进行"初步探索"。2013—2015 年(博士后阶段),本人对命门进行"重点关注"。2016 年,我们就致力于命门专题研究,一体设计,分步实施,即"命门学说研究三步曲":第一步,命门学说传承脉络研究(以"优秀"结题),本书就是第一步研究的阶段性成果;第二步,命门学说方药研究(在研);第三步,命门学说交叉融合研究(待研),守正传承命门理论精华并指导临床实践,提高中医疗效,旨在让命门研究"一体化""系统化"和"实用化"。

　　在编写团队的共同努力下,《命门学说理论研究与临床发微——基于〈外经微言〉的解读》于 2021 年 4 月在上海科学技术出版社正式出版,拙作由恩师朱建平作序,由于智敏研究员主审,由陈可冀、吕仁和、韦贵康和伍炳彩四位国医大师题词。本书自 2021 年 4 月出版以来,受到行业内外读者欢迎,为满足读者需求,在 15 个月内重印 4 次。同时,本人申报的"命门研究"有幸入选科技部、中国科学院、中国工程院等联合发起的"卓越行动计划项目",总分排名第 2 位(全国只有 8 个团队中标)。目前,面向全国在卓越期刊《中华中医药杂志》进行专题组稿,第 1 批录用 8 篇论文,以专题形式发表于 2022 年第 7 期。

本次再版,时隔两年,随着研究团队理论学习、临床实践和科学研究的不断深入,对命门学说有了更为深刻的理解。为了进一步提升本书的质量,我们对全书进行修订。本次修订重点从以下四个方面开展工作:

一是修正错误。通过用心研读,根据读者反馈,我们对本书进行了勘误,对文中的标点、字词、句式、段落、参考文献等问题,我们都仔细核对,对确有错误的内容逐一进行修正。

二是补充内容。补补了国医大师施杞的题词"微言大义 酌古斟今"。值得指出的是,国医大师朱良春女儿朱建华(江苏省名中医)发来朱老寄语真迹"博极医源 精勤不倦",一并融入专著中。此外,补充了《外经微言》关于命门研究的综合集成观点。例如,《经气本标篇》:"命门为目";《考订经脉篇》:"命门为小心";《脾土篇》:"命门之火与脾土最亲";《胃土篇》:"命门相火与胃土不合";《命门真火篇》:"命门为十二经之主""命门贵在温养";《命门经主篇》:"命门为十二经之主""命门为五脏六腑之主";《小心真主篇》:"命门为小心""命门为真主";《三关升降篇》:"命门通三关而交任督";《亲阳亲阴篇》:"命门通神阙"。上述内容是本书出版后收到的各界读者反馈中的代表,此次再版将其增补,既体现了行业专家对本书的专业评价,也为本书增色。

三是调整章节编排顺序。本版将上一版的七章内容调整为四章。原第二章调整为第一章《命门学说历史沿革》,原第一章、第三章和第四章合并为第二章《〈外经微言〉命门学说发微》,原第六章和第七章合并为第三章《近现代命门学说研究》,原第五章调整为第四章《命门学说临床发微》。

四是完善观点。本版融合了中央级公益性科研院所专项基金(ZZ11-102、ZZ15-YQ-071)的研究成果,完善并进一步明确了三个观点:明确了"命门为五脏六腑之主";明确了"万物生长靠太阳 人类健康守命门";明确提出了"命门学说是中医学传承、创新、发展的'命门'"。此三者有的是对既往观点的深化,有的是新近研究提出的。前者体现了本研究的持续深入,后者则是研究领域的纳新与创新。

　　由于编者水平有限,此次再版,本书尽管经过了认真的校对,书中欠妥之处在所难免,衷心希望各位专家赐教不吝斧正! 借此机会,向陈可冀、韦贵康、伍炳彩、施杞、吕仁和与朱良春六位国医大师及其传承团队各位同仁表示崇高的敬意,向各位中医学者和爱好者表示衷心的感谢!

林明欣

壬寅仲冬于北京泽乾堂

序

　　《黄帝外经》最早见于《汉书·艺文志》，此后的史书再未提及，是早已亡佚的中医典籍。《医籍考》指出，《黄帝内经》《黄帝外经》"犹《易》内外卦、《春秋》内外传、《庄子》内外篇及《韩非》内外诸说，以次第名焉者"，内与外只是区别相对而言。黄帝医经，有内无外，是为憾事。幸有清代陈士铎晚年所作的《外经微言》对《外经》有所保存，对其义理有所发挥，对中医理论颇多贡献。

　　命门学说是中医理论及中医各家学说的重要组成部分。自《黄帝内经》《难经》分别对命门的部位和功能论述始，历代医家就其名称、形态、部位、功能等方面进行探索诠释，曾成为学术界的研究热点得以发展。命门学说从诞生到相对成熟，历经 2 000 多年，其理论内涵从简单的部位描述逐渐过渡到与生命本源建立密切联系。古代医家将命门与人体相火、三焦、心包络、肝胆、肾膀胱、奇经八脉等相联系，形成协调统一的生理系统，并提升到"十二经之主"的重要地位。近现代医家则从中医整体论角度理解和指导临床，对生命现象和生命本质进行阐释，使其更加系统化、综合化、实用化，其对现代生命科学的启示作用日益彰显。

　　在《外经微言》中，有 10 篇 94 处提及命门，其中有 3 篇专题阐述命门，有 2 篇以命门为篇名。命门学说是《外经微言》的重要组成部分。林明欣博士主编的《命门学说理论研究与临床发微》，立足《外经微言》，融合《黄帝内经》及后世医家对命门学说的研究，从理论解读、传承脉络、社会文化背景等三个方面，融内史外史于一体，冶史料、史论、史鉴于一炉，可为"继承好、发展好、利用好"中医药提供借鉴。更为可贵的是，作者基于理论与实践对《外经微言》的命门学说进行拓展，用其指导临床实践，理论探讨与临床实践相结合，特别是对现代难治病的诊疗具有一定的示范作用。回顾历史、发展现实、思考未来,是中医人应有的情怀和担当。博采众长、融汇新知、传承精华、守正创新,是时代赋予我们的使命。

　　我曾是林明欣的博士后合作导师,非常欣赏林博士对中医药的热爱和执着的追求。林博士涉猎群书,勤于思考,笔耕不辍,有较强的写作组织能力。《命门学说理论研究与临床发微》就是他多年研究思考、组织团队编写的成果。本书是近年来较为系统全面整理、阐发、探讨中医命门学说的新作,也是作者团队对中医理论研究作出的新贡献。值此书稿付梓之际,特撰序文表示祝贺,并推介给学术界,与大家分享。

朱建平

中国中医科学院特聘首席研究员

庚子季夏于京华

前　言

众所周知，太阳与地球万物关系密切，地球的光与热大部分来自太阳，如果太阳不再向地球提供能量，万物生命活动将会停止。因此，太阳维系地球万物的生存与发展，太阳活动的强弱，对万物各系统或机能影响很大。从某种意义上说，万物生长靠太阳。"天之大宝，只此一丸红日；人之大宝，只此一息真阳"（《类经附翼·求正录》），大自然是以"阳气"为主导，太阳能温养，助力万物生、长、化、收、藏；而命门内藏真阳，好比自然界的太阳，是生命活动的原动力，维系人类生、长、壮、老、已。

"命门"一词，最早见于《黄帝内经》的《灵枢·根结》（"命门者，目也"）。清代陈士铎在《外经微言·命门真火篇》指出："命门为十二经之主，《素问》不明言者，以主之难识耳。然不明言者，未尝不显言之也，无知世人不悟耳。经天师指示，而命门绝而不绝矣。秦火未焚之前，何故修命门者少，总由于不善读《黄帝内经》也。"此语道破中医治学的门径与误区，至今仍振聋发聩，回味无穷。

最早提出人身有命门一脏的是《难经》，其核心观点是"右肾命门说"，同时提出"肾间动气说"，此说在后世医家中得到广泛反响。值得指出的是，《难经》也将命门提升到"生命之本"的重要地位。"精、气、神"被誉为人身"三宝"，承载人体的精神状态、自我调节和社会适应能力等健康的基础，《难经》将"三宝"统于命门，强调命门为"生命之本"。命门是"生命之门"，是人体生命的根本，是气化的本源，为先天元阴元阳蕴藏之所在，具有藏精舍神、维系元气、主宰生殖发育、抵御邪气等功能。命门是人体生命活动的主宰，更是人类健康的基石。人类要健康长寿，贵在守护命门。

命门学说是中医理论及中医各家学说的重要组成部分。自《黄帝内经》《难经》分别对命门部位和功能论述始,后世医家就其名称、形态、部位、功能等方面进行探索诠释,曾成为中医学术界的研究热点得以发展。命门学说从诞生到相对成熟,历经2 000多年,其理论内涵从简单的部位描述逐渐过渡到与生命本源建立密切联系。古代医家将命门与人体相火、三焦、心包络、肝胆、肾膀胱、奇经八脉等相联,形成协调统一的生理系统,并提升到"五脏六腑之主"与"十二经之主"的重要地位。近现代医家则从中医整体论角度理解和指导临床,对生命现象和生命本质进行阐释,用其探"生命之秘",使之更加系统化、综合化、实用化。命门学说是中医学理论新的知识增长点,它作为中医解析、认识、防治疾病的一种重要学说,值得深入研究。从某种意义上说,命门学说是中医学传承、创新、发展的"命门"。

其实,命门学说是在概念调整和观察视域的拓宽中发展起来的,它既是对五行学说的突破,又是对藏象理论的提升。中医新学说的产生是在实践过程中,经验不断丰富,视域不断拓展,旧的理论无法概括和解释新的知识,便把新知识附会于中医经典中的某个名词上,是"新故相资新其故"(王夫之《周易外传》),命门学说也不例外。不同时代的医学经验与当世流行的学术思想相融合,就演化出丰富多彩的命门学说,同时指导临床实践,保障炎黄子孙健康。

近年来,现代科学技术迅猛发展,一批新兴学科异军突起,包括基因工程、分子生物学、生物化学、遗传学、细胞生物学、免疫学、化学、物理学、信息学等。这些新兴学科不仅可以从现代新兴技术角度理解中医学方法论,还可为中医药研究所用,为多学科交叉融合研究命门学说、促进命门学说的完善与发展提供良好的契机,以便更好地为新时代人民的健康保驾护航。

值得一提的是,依托中国科学技术协会、财政部、教育部、科技部、国家新闻出版总署、中国科学院和中国工程院联合实施的"卓越行动计划",聚焦"命门研究",本人牵头举办面向全国的第五期求真讲坛暨《中华中医药杂志》"命门研究"专题研讨会,并做主旨报告《命门学说千年回望与开新》。在中国—东盟博览会上,本人作为五位主旨演讲嘉宾之一,聚焦"养生贵在养阳气(元阳)",有百万余人听课,借机提升命门研究学术影响力和科普传播力。核心观点"万物生长靠太阳,人类健康守命门"被《人民日报》多次报道。

守正传承命门理论精华,融合创新命门临床应用,充分发挥命门理论在临床中的指导作用,提升临床疗效,保障人类健康,助力健康中国大计和人类健康大业!

林明欣

癸卯仲夏于北京泽乾堂

目　录

第一章
命门学说历史沿革

命门学说是中医学理论体系的重要组成部分。其发展的主要阶段可大致分为以下几个历史时期：

战国秦汉时期，命门学说已具雏形；魏晋时期，命门学说并未引起更多的关注，主要体现了对《黄帝内经》《难经》中命门学说的继承。因此，从命门学说的传承脉络来看，将战国秦汉与魏晋时期合述更具有连贯性。

"儒之门户分于宋，医之门户分于金元"。这一时期的思想解放，儒学内部出现了不同的学派，提出了不同的学术主张，这也为命门学说的应用和拓展创造了重要的条件。受社会文化背景的影响，中医学进入快速发展期，涌现出大批名医，也从不同角度对命门学说进行了深入研究。值得注意的是，虽然这两段历史时期在时间上有所重叠，但是金元医家既有理论研究的争鸣，也存在师承关系，因此，将金元医家放在一起讨论。

明清时期，命门学说成为当时的研究焦点，尤其以温补学派各医家为代表，他们一方面总结前人的学术见解，一方面在儒、释、道家哲学思想的影响下，将命门学说的研究推向顶峰。其中《外经微言》是典型代表。

在厘清命门学说源流的基础上，我们对命门进行专题考证。

第一节　战国秦汉魏晋时期：命门学说的发轫

一、社会文化背景

从文献记载来看，早在春秋战国时期，古代先哲们通过"仰观天文，俯察地理",逐渐酝酿出中医学相关的基本原理和基础概念,直至战国秦汉时期中医经典著作《黄帝内经》《难经》的问世,则标志着中医学理论体系的真正形成。《黄帝内经》卷帙浩繁,其中医理论体系的构建,不仅是以当时医家们的实践经验为基础,同时反映了哲学、气象学、社会学等多学科领域的学术内容,体现出当时社会文化发挥的重要作用。

(一)诸子百家哲学思想是中医学的理论源头

中医学理论内涵脱胎于中华传统文化,而春秋战国时期的"诸子百家"学说思想是优秀的中华传统文化走向成熟的历史基源。春秋战国时期,周王朝礼坏乐崩,随着封建制度代替奴隶制,推动了科学文化水平质的飞跃,中华民族发生了"从来没有经历过的最伟大的、进步的变革"。在此期间,涌现出许多伟大的思想家、哲学家、政治家,形成了"诸子百家"争鸣的社会文化景象。东汉班固《汉书·艺文志·诸子略》将儒、道、阴阳、法、名、墨、纵横、杂、农、小说家列为"九流十家"。近代著名历史学家范文澜所著《中国通史简编》中也总结道:"郑国子产创法家,齐国孙武创兵家,鲁国孔丘创儒家,重要学派除了道家,东周后半期都创始了。"其中,有许多学说主张深刻影响中医学理论体系的形成。纵览《黄帝内经》全书,书中随处可以发现阴阳五行家、儒家、墨家、道家、法家等不同派别的学术见解,甚至还可以看到名、兵等家的学术思想。由此可见,医疗实践作为人类社会活动的重要组成部分,必然会受到当时当地社会文化活动的影响。对此,简要举例分析如下。

阴阳家在战国时期逐渐形成,是专以阴阳五行学说解释事物运行内在规律的哲学派别。阴阳家以阴阳消长看待天地的运动变化规律,这种阴阳观渗入中医学理论,得到了更为广泛的运用。人体生理状态下气血的盛衰以及形体的功用,病理状态下寒热虚实的变化特征,指导治疗"同则相益,异则相损"的祛病原则等内容,均在借助阴阳家的阴阳五行理论后得以系统化。

儒家是诸子百家中最具影响力的学派,中和思想是儒家思想的代表,"中和"即中正和谐之意。中和思想认为,万事万物所遵循的理想状态是一种无太过与不及的动态平衡,人体也不例外。从人体生理病理的角度来看,人体阴阳气血的平衡是保持健康的基本条件。一旦阴阳气血的平衡被打破,造成阴阳偏盛或偏衰,则疾病随之而来。从诊断和治疗的角度来看,既然阴阳动态平衡关系到人体是否患病,那么如何通过各种治疗措施恢复这一平衡是医者的终极目标,这对中医诊疗实践者的临床思维具有重要的指导意义。

春秋时期《道德经》的问世,标志着道家这一哲学思想流派的创立。因此,道家思想又称为"黄老哲学",其对中医学理论及其思维方法的构建产生了重要的影响。《道德经》有"道生一,一生二,二生三,三生万物"之说,万物受"道"的支配,《庄子·齐物论》更有"天地与我并生,而万物与我为一"的精神境界,可见道家思想强调顺应自然,天人合一。在此影响下,中医学逐步形成"天人合一"的整体观念,认识到不仅人体是有机统一的整体,人与自然环境、社会环境亦存在辩证统一的关系。另外,道家崇尚"致虚极,守静笃"的虚空状态,主张恬淡虚无,静以制动,通过内修精、气、神从而达到延年益寿之目的,由此还发展出中医学中"道医"一派。

墨家思想以"类""故""理"最具创见性。其中,"类"的提出对中医学思维方式影响甚大。一般认为"类"是一种类比的逻辑思维,墨家学派通过这种思维方式探究事物本质属性之间的广泛联系。中医学利用"天人相应"观,将天文、气象、物候、地势、社会人事的各种客观现象进行类比,加深医者对人体生理病理机制的认识,这一思维过程与墨家"类"概念的使用具有异曲同工之妙。另外,墨家学派内部有"五行常胜"与"五行毋常胜"的分歧,从侧面说明墨家重视五行学说。中医学理论体系的建立也受到五行学说的影响。"五行毋常胜"是在"五行常胜"的基础上,认识到事物变化规律具有多样性和复杂性,因此存在许多"例外"。中医学五行学说的哲学内涵更接近于"五行毋常胜"的理论观点。《黄帝内经》中的五行思想认识到五行中相生与相克互相依存,体现人体的复杂性与五脏的相关性。

古代社会中,军事活动频繁,兵家也是诸子百家中重要的一派。在兵家代表著作《孙子兵法》中军事理论的阐发,处处体现出丰富的辩证法。这些战略思想也被古代医家借用到中医学理论当中。《孙子兵法·九地篇》曰:"兵之情主速。"比之治病救人,则有"攻邪不可稍迟""逐邪宜速"之说。对如何把握战机,《孙子兵法·军争篇》认为当"无邀正正之旗,勿击堂堂之阵",而对如何辨识病机,《灵枢·逆顺》则有"《兵法》曰:无迎逢逢之气,无击堂堂之阵"之说,直观地揭示了兵家思想对中医治疗学的渗透与影响。

(二) 中医学理论流派的多元性

受诸子百家哲学思潮的影响,中医学融会贯通各派理论见解,以增进自身对生命观、疾病观的认识与探索。由此不难发现,中医学理论的源头也应当存在着百花齐放般的学术争鸣。

西汉戴圣在《礼记·曲礼》中描述的"医不三世,不服其药",后世称之为"三世医学"。唐代孔颖达认为:"三世者,一曰《黄帝针灸》,二曰《神农本草》,三曰《素女脉诀》。"

民国医史学家谢观在其《中国医学源流论·医学变迁》一文中指出,孔颖达之说阐明了"中国医学最古之派别",同时提出上述三个源别"其书之传于后世者,若《灵枢》则黄帝针灸一派也;若《本经》则神农本草一派也;若《难经》则素女脉诀一派也。其笔之于书,盖亦在周秦之际,皆专门学者所为也。针灸之有黄帝,本草之有神农,脉诀之有素女,犹之仲尼祖述之尧舜,宪章之文武也。其笔之于书之人,则祖述宪章之仲尼也,其传承派别,可以推见者,华元化为黄帝针灸一派,张仲景为神农本草一派,秦越人为素女脉诀一派。"

当代中医学家任应秋通过对《汉书·艺文志》的研究认为,中医学术流派的雏形发端于汉代。《汉书·艺文志·方技略》中记载了医经七家(包括《黄帝内经》《黄帝外经》《扁鹊内经》《扁鹊外经》《白氏内经》《白氏外经》《白氏旁篇》)以及经方十一家(包括《五藏六府痹十二病方》《五藏六府疝十六病方》《五藏六府瘅十二病方》《风寒热十六病方》《泰始黄帝扁鹊俞拊方》《五藏伤中十一病方》《客疾五藏狂颠病方》《金疮疭瘛方》《妇人婴儿方》《汤液经法》《神农黄帝食禁》),任氏将《汉书·艺文志·方技略》对"医经家""经方家"的定义与"三世医学"进行联系,可以发现中医学在发展演变的历程中可能存在医学派别的融合现象。在"三世医学"中,《黄帝针灸》与《素女脉诀》很可能合并成为"医经家"。其理由是,中医针灸疗法的临床运用离不开经脉理论的指导,而中医四诊理论中脉学的研究也与古人对人体经脉的认识密切相关,因此,二者在理论基础上具有非常明显的互通性。"三世医学"中的《神农本草》是研究本草等天然药物质地、性味和功效的。在中医临床实践过程中,方剂与本草是密不可分的,多种不同药物通过一定的配伍规则可以形成方剂,即使是单味药物,一样也可以从方剂的角度去认识它,如后世的"独参汤"。因此,联系"三世医学"的说法,其中的《神农本草》发展演变成为"经方家"。

综上所述,孔氏、谢氏以及任氏的观点均表明,在中医理论体系形成之初,是有不同派别存在的。《黄帝内经》《难经》是目前可见的中医理论典籍。遗憾的是,《黄帝针灸》《神农本草》《素女脉诀》等著作并无文字流传于世,因此缺乏足够的资料证实。但这样一种认识仍然可以帮助我们推测出中医学理论的建立是一个逐渐完善的过程。纵观中医史,我们也可以发现,即使在中医学理论体系构建之后,仍然可以体现出不同学术思想之间的理论争鸣。

(三)诸子百家思想对中医学命门认识的影响

中医学理论体系的构建受诸子百家哲学思想的影响,中医命门学说也是在这些哲学思想的浸染下逐渐形成的。通过大量医史文献学者的探究与思考,一般认为,中医命门学说受先秦易学思想和道家思想影响最为深刻。

《易经》成书于殷末周初,从战国时期开始,《易经》占筮背后所蕴含的哲学思想开始受到学者的重视,由此《易经》被尊为"群经之首,大道之原"。《易传》解《易经》所提出的核心理论之一是"生生"之学。《系辞上》曰:"生生之谓易……"《系辞下》又言:"天地之大德曰生。"可见,《易经》反映出天地之德在于化生世间万物。受《易经》"生生"观影响,中医认为人体命门之功用在于"诸精神之所舍,原气之所系"。命门是人体气血精神等生命物质基础的源头。唐代王冰注《黄帝内经·素问》曰:"命门者,藏精光照之所,则两目也。"也体现出命门具有"生生"之德。

那么万物如何而生?生命从何而来?《易传·系辞》云:"易有太极,是生两仪。"又云:"天地氤氲,万物化醇;男女构精,万物化生。"阐发了天地阴阳二气相互交感,万物应运而生;男女之精交媾,生命也随之而来的道理。后经宋代理学家的阐扬,指明了"太极"为天地阴阳未判之始,其"动而生阳,静而生阴",阴阳二气又可交化五行。人类同自然界万物一样,遵循阴阳和合而生的基本规律。不同医家对命门的具体理解有所出入,但是对命门是生命的主宰和命门是人体的太极,大家的认识是基本统一的。

道家思想对中医学理论体系的形成也有重要的影响,前文已有论述,此不赘言。在道家奠基著作《道德经》中,提出"道"是宇宙最基本的规则,是产生天地万物的根源。"道"所反映的万物自然状态遵循从"无"到"有"的一般规律。"有"是物质的,在产生事物物质性之前已经存在一种不可名状的"无"。从"无"向"有"的转化,必须"有"以转机,转机一旦开启,"无"就有条件转化为"有"。这一转机类似于《道德经》所讲的"先出之门"。人立天地之间,是天地万物的一分子,必然受"道"的支配。因此,人体也应有类似的"先出之门",才能使人从无到有,并化生五脏六腑、四肢百骸。《难经·三十六难》曰:"命门者,诸精神之所舍,原气之所系也;男子以藏精,女子以系胞。"中医学对命门的认识是与人体生命本源密切相关的一个基本概念,明显受道家思想中"有"生于"无"的影响。《道德经·六章》曰:"谷神不死,是谓玄牝。玄牝之门,是谓天地根,绵绵若存,用之不勤。"道家"玄牝之门""天地根"等概念与中医学命门所表达的内涵是基本一致的。

既然道家思想是中医命门学说源头之一,要深入理解命门学说的临床意义就不得不从道家思想入手。道家的终极理想是归化自然,在这一理想的指引下,形成了养生修炼的各种方法。其中,归根守静,无妄无凶是道家养生遵循的基本原则。《道德经·十六章》曰:"致虚极,守静笃,万物并作,吾以观复。夫物芸芸,各归其根。归根曰静,静曰复命。复命曰常,知常曰明,不知常,妄作,凶。知常容,容乃公,公乃王,王乃天,天乃道,道乃久,没身不殆。"充分说明了"归根"可以"没身不殆"。道医从人体出发,则提出了命门为人体之根,保养命门,不随意戕伐命门真精则可几近长生久视之道。再如,道家外丹术中"铅汞坎离、水火交媾"是中医心肾水火既济理论的基础;内丹术中"炼精化气,炼气化神,炼神还虚,炼虚合道"的各层境界也直指中医学对命门、对人体精气神不同层面的修炼与体会。

二、命门学说的发轫

(一)《黄帝内经》命门观——"目命"说

战国时期的中医经典著作首推《黄帝内经》,《黄帝内经》是中医学理论奠基的关键著作,从当前史料研究可以发现,对命门的认识肇始于此。在《黄帝内经》中,一共出现3处(共6次)对"命门"的论述。

其一,在《素问·阴阳离合论》载有:"太阳根起于至阴,结于命门,名曰阴中之阳。"唐代王冰认为,文中至阴指代至阴穴,位于足小趾外侧端,是足太阳膀胱经在体表循行的末端。而此处之命门,按照《灵枢》的记载指"目",是五脏精气表现于外的重要部位,同时也是足太阳膀胱经在体表循行起始的地方。因足太阳膀胱经属阳经,至阴穴以"阴"为名,所以经文称为"阴中之阳"。明代吴昆在其《素问吴注》中,将命门直接释义为"睛明穴"。日本汉医学家丹波元简所著《素问识》中也继承了王冰关于命门的认识。

其二，在《灵枢·根结》载有："太阳根于至阴，结于命门，命门者目也。"清代张志聪《黄帝内经灵枢集注》对本句给出了较为详细的分析："根者，经气相合而始生。结者，经气相将而归结于命门葱笼之间，复从此而出于气街，走空窍而仍行于脉外也。命门者，太阳为水火生命之原。目窍，乃经气所出之门也。"《黄帝内经灵枢集注》一方面明确此处命门为两目，另一方面强调命门是人体水火生命之源。清代黄元御所著《灵枢悬解》则明确将命门解释为"目内眦之睛明（穴名）"。

其三，在《灵枢·卫气》载有："足太阳之本，在跟以上五寸中，标在两络命门，命门者目也。"清代张志聪《黄帝内经灵枢集注》认为，"标"，就好比树木的秒梢。"本"，就好比树木的根干。而足太阳膀胱经的本在跟以上五寸中，其标在两目。这一解释也与前两处对命门的认识是相一致的。

综上所述，《黄帝内经》涉及的三处关于"命门"的原文均与足太阳膀胱经经脉循行相关。清代陈士铎《外经微言·经气本标篇》中记载："雷公问于岐伯曰：十二经气有标本乎？岐伯曰：有之。雷公曰：请言标本之所在。岐伯曰：足太阳之本在跟以上五寸中，标在两络命门。"《外经微言》本篇传承了《灵枢·卫气》十二经脉标本穴位的精华。显而易见，此处"命门"即是眼睛。

（二）《难经》命门观——"右肾命门"说、"肾间动气"说

一般认为，《难经》成书于西汉，托名扁鹊（秦越人）所著。在编排体例上，《难经》类似《黄帝内经》分八十一篇，采用问答方式呈现。全书主要内容包括脉诊、经络、脏腑、阴阳、病因、病机、营卫、腧穴、针刺、病证等中医基本理论问题。《难经》系统总结了命门的位置与生理功能，相比《黄帝内经》来说，在"命门"问题的认识上，《难经》更加完善，后世医家常将《难经》对命门的认识概括为"右肾命门"说。

《难经》首先探讨了命门的位置。《难经·三十九难》："谓肾有两脏也。其左为肾，右为命门，其气与肾通。"明确指出了命门的位置在右肾，即所谓"右肾命门"说。《难经》认为，命门在位置上附于肾，由此可以推测，命门对人体的生理意义应该与肾有密切的相关性。以"右肾命门"说为宗之医家对此作了进一步探讨。如清代叶霖所著《难经正义》论述道："然实指右肾为命门，恐为尽是，以气脉论之，水升于左，火降于右，左右者，阴阳之道路，升降之枢机，越人诊脉独取寸口，以左尺候水，右尺候火，故左名肾，右名命门，其义或取乎此。"秦越

人寸口脉法,以左尺脉候肾水,以右尺脉候命火,与命门位置保持一致。《素问·阴阳应象大论》中"左右者,阴阳之道路"揭示了"左阴右阳"在中医学理论中的应用,人身气血一气周流,精血从左而升;气火从右而降,此即上文所述"水升于左,火降于右"。从后世医家探讨可以看出,《难经》命门为右肾的观点有非常丰富的理论内涵。

除了对命门位置的论述,《难经》还进一步阐发了命门的生理功能。在《难经·三十六难》载有:"命门者,诸神精之所舍,原气之所系也;男子以藏精,女子以系胞"。《难经·八难》中:"诸脉者皆系于生气之原,所谓生气之原者,谓十二经之根本也,谓肾间动气也,此五脏六腑之本,十二经脉之根,呼吸之门、三焦之原、一名守邪之神。"以上两段内容可以帮助我们概括出命门的五大生理功能。

其一,命门是人体藏精舍神的本源。中医认为,"精"是人体生命活动的物质基础。繁衍后代是一切生物的本能,"精"是帮助人类完成生育繁殖功能的,又称为生殖之精。除了完成繁衍后代的生殖之精,人体的生命活动还需要五脏六腑之精。脏腑之精是在人体先天之精的推动下,将外界吸收到的饮食水谷通过脾胃的受纳运化及五脏六腑的协调运转,最终形成人体所需的营养精微。中医藏象学说将生殖功能归属于肾,对脏腑之精的生成过程,更多强调脾胃的运化作用,因此,后世有"肾为先天之本,脾胃为后天之本"之说。《易传·系辞传》云:"阴阳不测之谓神。""神"在古代哲学中代表人类无法控制的力量,是一种"形而上"的概念。"神"引申到中医学中,被认为是协调人体各种生命活动的主宰,是一种功能的呈现,只能通过外在的表现被我们感知。《素问·灵兰秘典论》曰:"心者,君主之官也,神明出焉。"经文指出,心为藏"神"之舍,人体的精神意志活动与心的生理功能密不可分。前文已经指出,中医理论在起源之初,具有明显的多元性。与"心主神明"相对应,在两汉魏晋时期,一些道教经典著作尚有"脑主神明"说。例如,《春秋元命苞》曰:"头者,神所居,上圆象天,气之府也。"《黄庭经》曰:"脑中丹田,百神之主。"立足中医形神一体观,精生神,精足则神旺,精伤则神衰;神主精,神充则精固,神劳则精伤。《太极图说》曰:"无极而太极。太极动而生阳,动极而静,静而生阴,静极复动。"《道德经·四十二章》曰:"道生一,一生二,二生三,三生万物。"受到《易经》与道家思想的影响,《难经》将"藏精舍神"之所归于命门。立足《难经》命门观,主宰人体的精神、情志及一切生命活动的本源在命门。命门中"精"与"神"浑然未判,互根统一。命门"藏精舍神"高于肾、脾胃以及心发挥具体功用的状态。

其二,命门是人体原气维系的根蒂。"原"即事物的本源、源头。隋代杨上善《太素》解释为:"人之命门之气,乃是肾间动气,为五脏六腑十二经脉性命之根,故名为原。"原气藏于肾间,为人体五脏六腑、十二经脉的正常运转提供原始动力,是人体生命活动的根源。需要强调的是,命门所系之原气由先天而来,具有生命原始动力的特性。明代孙一奎在《医旨绪余》中指出:"夫二五之精,妙合而凝,男女未判,而先生二肾,如豆子果实,出土时两瓣分开而中间所生之根蒂,内含一点真气,以为生生不息之机,命曰动气,又曰原气,禀于有生之初,从无而有。此原气者,即太极之本体也。"可见,原气生于父精母血阴阳和合之后,脏腑百骸没有形成之前,是从无到有的最初形态。原气好似豆芽,生长发育的原始动力源于此。

其三,命门是人体生殖发育的主宰。《难经》明确指出命门具有"男子以藏精,女子以系胞"之用。中医认为,五脏六腑皆有精气藏于其中,而独重肾(命门)之精,究其缘由,是在强调生殖之精。《素问·上古天真论》云:"肾者主水,受五脏六腑之精而藏之。"可见,肾有一项重要使命,即贮藏脏腑之精与先身而生之精以繁衍后代。《素问·上古天真论》详述"女子七七,男子八八",称女子二七"月事以时下,故有子",男子二八"精气溢泻,阴阳和,故能有子",这一过程需要肾(命门)主生殖之精的功能正常。在生殖发育过程中,《难经》认为,命门伏于右肾,激发肾间动气,促进人体生长发育,子代的生命之源则因男女有别,分别通过"男子以藏精,女子以系胞"的方式封藏于肾,而命门可称为"生命复制的原始动力"。

其四,命门是人体之气升降出入的根本动力。《难经·四难》曰:"呼出心与肺,吸入肾与肝。"人体通过肺宣发、肃降之功,调节体内外清浊之气的转输。古人通过临床实践发现,肺气亏虚日久可穷及于肾。《素问·六节藏象论》云:"肾者,主蛰,封藏之本,精之处也。"肾气"封藏"是辅助肺吸纳清气的根本动力。因此,只有肾气充盛,吸入之气才能经过肺之肃降而下达于肾,正如《类证治裁》所云:"肺为气之主,肾为气之根。"依据《难经》命门观,命门为"呼吸之门、三焦之原"。三焦是气在体内运行的路径,是五脏六腑功能维系的传导系统。命门在肾间之动气,通过三焦输布周身,濡养脏腑,同时加强肾与肺的联系,共同完成呼吸运动,是呼吸的原动力。

其五,命门是人体抵御邪气的力量来源。"守邪"实指顾护正气以防贼邪侵袭,而发挥护卫机体的正气称为卫气或卫阳。《灵枢·本藏》曰:"卫气者,所以温分肉,充皮肤,肥腠理,司开阖者也。"因此,卫气不足,机体防御能力弱;卫气充足,机体防御能力强,则不易患病,即便感邪,也容易痊愈。决定卫气是否强盛的关键是命门原气。《灵枢·营卫生会》曰:"营出于中焦,卫出于下焦。"卫气根于命门原气,卫气虽敷布于体表,却有"出于下焦"之说。临床研究发现,激发与保养命门的各类中医疗法,可以改善机体免疫功能。实验研究还发现,刺激小鼠命门穴,可恢复其低下的机能状态,从而延缓衰老。

在清代陈士铎《外经微言》中,命门学说是一个重要的议题。首先,命门为小心,居人体七节之旁。其次,命门具先天之性,不同于后天生成的五脏六腑。再次,命门以火为用,此火亦不同于后天之火,是生命生生不息的原动力,与水互生互荣,而非对立制约。

(三)命门学说起源争鸣

中医对命门的认识肇始于《黄帝内经》和《难经》,命门学说也以此为发端。到目前为止,命门学说共识度不高的原因是多方面的。笔者认为,不可忽视的原因在于,《黄帝内经》和《难经》对命门的认识存在争议,故而该理论在不断发展的过程中难以统一认识。有学者认为,《黄帝内经》和《难经》命门所指不同,并试图探究其原因;也有学者认为,命门所指貌似不同,实则内涵相近,主旨相通。

《黄帝内经》出现3处"命门",均与足太阳膀胱经经脉循行相关,可理解为两目或睛明穴,由此将《黄帝内经》对命门的认识简称为"目命"说。《难经》对"命门"的直接记载有两处,可归纳为"右肾命门"说。因此,从字面上不难发现,二者所论有别。然而,究竟是什么原因造成这种认识上的差异呢?许多学者对其进行分析并提出了多种可能性,诸如受到的哲学背景影响有异、各自的学术传承不同以及传抄过程中的错简等。

中医学理论的形成与发展无不受到当时社会文化背景的影响。《黄帝内经》与《难经》作为中医学理论的奠基之作,上至春秋战国,下至秦汉所产生的哲学理念都成为两书阐述理论、解释原理的方法论源泉,这在前文已有详述。众所周知,"诸子百家"所倡导的哲学思想可谓"百花齐放",不同哲学思想之间可能相近,也可能相反。有学者提出,在《黄帝内经》构建的理论体系中,藏象学说之心、小肠与心包络、三焦皆属于火行;运气学说有少阴君火和少阳相火;

"病机十九条"反映"皆属于火"和"皆属于热"者占近二分之一,因此,《黄帝内经》是主火论者的产物。对于生命起源问题,《黄帝内经》既偏重主火,映射于五脏则强调"心为君主之官",心是五脏六腑之大主。眼目似与生命本原的关联不大,但《灵枢·大惑》云:"五脏六腑之精气,皆上注于目而为之精……目者,五脏六腑之精也,营卫魂魄之所常营也,神气之所生也……目者,心之使也,心者,神之舍也。"说明眼目是心神之外使,心神充沛则眼目光明,这或许是"目命"说所要反映的学术思想。反观《难经》"右肾命门"说,在西汉马王堆墓出土的史料中并无"心包"之记载,且《难经》推崇命门与肾在生命起源上的地位,则可能是受主水论哲学思想的影响。

比较《黄帝内经》与《难经》不难发现,除了对"命门"概念认识不同外,在诊脉技法(《黄帝内经》侧重三部九候遍诊法,《难经》侧重寸口脉法)、"关格"病机理解(《黄帝内经》认为阳盛为格,阴盛为关;《难经》认为阴盛为格,阳盛为关)等许多问题上,均存在学术分歧。针对这些现象,许多学者认为,《黄帝内经》与《难经》的作者学术流派不同,因而传承有别。清代徐大椿早年注释《难经》曾感叹:"其不本于《黄帝内经》,而与《黄帝内经》相发明者,此则别有师承,不得执《黄帝内经》而议其可否!"徐湘亭根据《内经太素·经脉根结篇》并无"命门者,目也"一句,大胆提出假设,他认为《黄帝内经》中的"命门"恐是"明门"之误。

尝试沟通《黄帝内经》《难经》命门内涵的医家众多。如隋唐杨上善、王冰均在注解《黄帝内经》过程中,参考《难经》等后世著作对命门的认识,从经脉络属出发,指出命门上络睛明穴,下归两肾为藏精之所。再如清代陈士铎所著《外经微言》是对《黄帝内经》学术思想的发挥。在《外经微言》中,陈士铎一方面继承《黄帝内经》足太阳经"标在两络命门"的说法,一方面以命门为小心,为十二官之主尝试与《难经》命门学说相沟通。又如,烟建华梳理命门学说传承脉络后,他认为《黄帝内经》构建了以五脏为核心的机能系统,其中关于肾脏的功能偏重于描述藏精(生殖之精)与代谢水液这样的后天功用,像生命来源与根本这类隐而未发的先天机能是由《难经》通过更新命门概念才得以建立起来的,因此《难经》命门内涵源自《黄帝内经》肾脏功能的升华。姜元安则直接指出《难经》继承《黄帝内经》理论基础,借用《黄帝内经》命门之名,将命门单纯论特定部位转到论特定功能上来,精气是沟通"目命"与"肾命"的物质基础,所以该论点与杨上善、王冰可谓一脉相承。

(四)《脉经》《针灸甲乙经》对命门的认识

继《黄帝内经》《难经》之后,医家对命门学说的理论探讨较少。从文献记载来看,直至两晋时期,皇甫谧的《针灸甲乙经》与王叔和的《脉经》又见到"命门"论述。两部著作对命门的论述从不同于《黄帝内经》与《难经》的角度切入,这对补充与完善命门学说具有一定的学术价值。

晋代王叔和在《脉经·两手六脉所主五脏六腑阴阳逆顺第七》中论述了以寸关尺分部候五脏六腑的脉诊内容:左寸心小肠,左关肝胆,左尺肾膀胱,右寸肺大肠,右关脾胃,右尺肾膀胱。同时,王叔和还指出"左属肾,右为子户,名曰三焦。"此外,其中有《脉法赞》云:"肝心出左,脾肺出右,肾与命门,俱出尺部。"提出了命门的脉诊部位在尺部。将此三部分论述联系在一起,我们可以进一步推测,王叔和在《脉经》中阐发的尺部脉所候脏腑是左尺候肾,右尺诊三焦。肾为脏,三焦属腑,既称"肾与命门,俱出尺部",虽未明言命门究竟在左尺还是右尺,现左尺既然诊肾,右尺当为命门。王叔和的认识被高阳生之《脉诀》继承,进一步概括为"左心小肠肝胆肾,右肺大肠脾胃命",并由此盛行。可见,王叔和《脉经》最早将命门引入诊断学。

晋代皇甫谧在《针灸甲乙经·卷三》描述具体穴位时,有两处提及命门。他明确指出:"命门,一名属累,在十四椎节下间,督脉气所发,伏而取之,刺入五分,灸三壮。"这里的命门指命门穴,与现今《针灸学》教材中命门穴的位置完全吻合。另外,在《针灸甲乙经》中尚有"石门,三焦募也,一名利机,一名精露,一名丹田,一名命门,在脐下二寸,任脉气所发,刺入五分,留十呼,灸三壮,女子禁不可刺,灸中央,不幸使人绝子"的记载。丹田源于道家,可分为上、中、下三处,涵盖了人体上、中、下三焦的关键区域。丹田与命门关系密切的认识直接影响了后世医家,如明代张景岳和清代陈士铎等均明确指出"丹田与命门相通"。

三、小结

中国传统哲学思想流派众多,百家争鸣造就了中医学理论的多元性。因此,命门学说同样是在相互辩驳中不断发展。

从医学文献入手,我们发现,"命门"一词最早出现在《黄帝内经》,其理论内涵指人体两目或"睛明穴"。《难经》首次对命门的位置与生理功能进行系统阐发,使《难经》成为后世命门学说的源起之作。由于《黄帝内经》与《难经》对命门的论述具有明显的差异,导致后世医家对命门起源问题的学术争鸣。通过梳理《黄帝内经》和《难经》有关命门认识的争论,有助于我们从历史的角度理解命门学说的发展和变化,或可为中医理论传承和发展提供新思路。

汉末至两晋期间,对命门学说的理论探讨较少,但王叔和与皇甫谧则有继承与发挥。王叔和将寸口脉诊所候之右尺部与命门相对应,一方面是对《难经》"右肾命门"说的继承,另一方面也是对寸口脉诊的创新。皇甫谧在《针灸甲乙经》中首先转载《灵枢》关于命门的论述,在描述具体穴位时,他提到命门穴。这也从侧面告诉我们,当时对命门的认识包含穴位。

第二节 隋唐两宋时期:命门学说的成形

隋唐两宋时期,社会经济、文化、科技等方面均进入高速发展阶段,中国传统哲学思想仍然是包括命门学说在内的中医学理论的主导思想,医学教育制度改革、其他学科理论与技术的提高等因素也对命门学说的发展起到推动作用。此期中医命门学说仍然处于发展阶段,但是命门学说已经影响众多名医,如杨上善、孙思邈、王冰、许叔微、窦材、陈无择以及严用和等。

一、社会文化背景

(一)道家思想复兴,医以道显

隋唐时期,唐太宗推重黄老之学,倡导以道家思想治理国事,并将道教钦定为国教。自西汉末年传入中国的佛教也在隋唐时期迎来重要的发展期,此时,道家与佛教哲学思想交融碰撞,形成许多重要的典籍流传于世。在唐朝政府的大力扶助下,道家思想及道教开始复兴。两宋时期,官方延续了唐朝对道教的政治态度,继续大力支持,对援道入医起到积极作用。

道医是道教徒围绕其宗教信仰、教义和目的,为了解决生与死这类宗教基本问题,在与传统医学相互交融过程中逐步发展起来的一种特殊体系,也是一个带有鲜明道教色彩的医学流派。道医,一方面体现出医生救死扶伤的职责,另一方面将黄老哲学思想通过医学流传于世。因此,道医不仅重视治已病,更重视治未病。他们从自然大道阐发医理,重视形神兼治,强调通过澄心息虑,保持积精全神的状态,促使机体自我修复。立足道家生命宇宙观,我们可以发现,在隋唐两宋时期,各医家对命门的认识虽然有一定的出入,但其实质都是对人体生命规律深入体悟的产物。因此,道家哲学思想是中医命门学说不断完善的前提和根基,正如国医大师陆广莘所说:"从学说发展的历史看,命门学说是道家养生理论与医学实践逐步结合的产物。"

《道德经·六章》"玄牝之门,是谓天地根,绵绵若存,用之不勤"所描述的正是道家关于人体生命本原的认识。从概念上看,"玄牝之门"和"天地根"与中医命门代表的学术内涵此鸣彼应。从知行合一的角度分析,道教人士在道家思想的指导下,通过养生方术达到"得道成仙",其中"归根复命""致虚极、守静笃""坐忘""心斋"等修炼方式,旨在培护中医命门,从而使身体康健。自隋唐时期起,道教养生修炼的方式逐渐从外丹术转向内丹炼养。内丹术士对人体结构和生理的认识更注重"关窍"。所谓"关窍",其产生与古代术士修炼实践密切相关,是内丹修炼者参照身神论而提出的。

在道教早期著作中,命门泛指人体精气聚集出入的重要部位或关窍。自唐末五代之后,道教"关窍"下丹田启发了中医对命门先天本原的认识。《玉历经》曰:"下丹田者,人命之根本,精神之所藏,五气之元也。"内丹派奠基著作《钟吕传道集·论水火》曰:"肾,水也,水中生气,名曰真火;火中何者为物?心火也,火中生液,名曰真水。""所谓真龙出于离宫,真虎生于坎位,坎离之中有水火。"真火由坎水产生,这对张景岳的命门"真阴真阳论"和赵献可的"命门真火为十二官之主"具有重要的启发意义。因此,道家内丹养生是命门学说形成的重要理论和实践来源。正如孟乃昌所认为:"宋代已在内功术中确立了命门学说,而且宋儒太极学说以及命门学说都是'流',二者同是道家内功实践及其理论这个'源'所衍生的。"

在黄老思想盛行的时代背景下,众医家学术思想几乎涉及"道",或本身是道教人士。据《道德真经广圣义》记载,杨上善除了注解《黄帝内经》外,还曾著《道德集注真言》二十卷传世。而在杨上善撰注《黄帝内经太素》的字里行间,也可以发现其显著的道教风格。首先,杨上善在书中凡引老子之言,则必恭称"玄元皇帝"(唐高宗李治为老君加封之尊号),此称足见其崇尚道教之情谊。

再如,杨上善阐述养生思想时云:"昔彭聃以道怡性,寿命遐长,秦武采药水仙,早升霞气……得吾道者,上为皇,下为王;失吾道者,上见光,下为土。"此处所述,具有明显的道教养生思想。

孙思邈的医学巨著《备急千金要方》中有大量道家内炼养生的内容,如在"大医习业"篇中曾言:"不读《庄》《老》,不能任真体运",可见孙氏是道家思想的躬亲者。据史料记载,孙氏一生著述甚丰,除医学著作外,绝大多数为道家著作。在孙氏等高道的示范下,道家内丹术自唐朝中后期快速传播。至两宋时期,研讨内丹已然成风,并影响金元明代许多著名医家,如刘完素、朱丹溪、李时珍、孙一奎、张景岳、赵献可等对道家学说都有深入的研究。

王冰对命门的认识也受到道家思想的影响。《重广补注黄帝内经素问·序》中言:"冰弱龄慕道,夙好养生……"王冰自少年起,就十分崇尚黄老之学,一直致力于钻研道家养生思想。王冰名号"启玄子"亦与此密不可分。在王冰所著《素问六气玄珠密语》序言中,谈及王冰在寻师问道的过程中,遇名为"玄珠"的道家高人启蒙,从而写出《素问六气玄珠密语》一书。因此,所谓"启玄子"即"启问于玄珠子"之意。

窦材的医学思想与道家也有较大的关联。在《扁鹊心书》中,窦材引用道家话语"阳精若壮千年寿,阴气如强必毙伤""阴气未消终是死,阳精若壮必长生"等佐证自己的崇阳见解。一方面,窦材受到道教外丹术的影响,重视人体阳气,擅用金石类药物。另一方面,窦材也受到道教内丹术的影响。例如,在《扁鹊心书·附窦材灸法五十条》所列的 50 条灸法中,关元穴使用频次达 25 次,是使用次数最多的穴位。如前文所述,道教内丹家在研修过程中发现,丹田是人体先天之气汇合的重要场所。在具体的道教养生技法中,内丹家通过动静结合功法配合呼吸吐纳,协调人体气机,使真气下聚丹田,激发人体机能,从而达到修复损伤、延年益寿之目的。窦材将重灸关元穴用于治疗许多顽症痼疾,与内丹术的指导思想遥相呼应。

严用和少年读书,受学于同里刘开门下。刘开曾受学于崔嘉彦。崔嘉彦(1111—1191 年),字希范,号紫虚道人,于宋徽宗时封紫虚真人,崔氏亦道亦医。据史料记载,南宋著名理学家朱熹曾多次向崔真人请教道医之学。他于南宋淳熙年间建立道观,弘扬道教思想,同时留心医学,所著《紫虚脉诀》是中医脉学的重要著作,几乎全文被李时珍的《濒湖脉学》收录。严用和师出名门,学有渊源,精于医术,并习释老之学,所治众多,在江西地区声名远扬。

（二）理学思想崭露，医以儒显

自汉武帝"罢黜百家，独尊儒术"后，儒家思想随即成为经世治学之正途。北宋政治家范仲淹提出"不为良相，便为良医"，这也间接促成了两宋时期宗儒习儒的医者与习医业医的儒者大量涌现。有学者认为，儒家思想积极参与并影响医学始于宋代。儒医大多精通六经诸子，具有深厚的人文修养。因此，援儒入医，对深入剖析中医理论，推动中医理论发展创新具有重要的作用。另外，儒医重视对自身与患者德行的要求。一方面，儒医相较于"游医"更具高尚的医德；另一方面，儒医也常常从提高德行修养的角度帮助患者养生延年。

儒学思想内容丰富，与中医命门学说发展关系密切的当属"理学"。理学又称道学、义理之学，是以儒家哲学思想为本体，同时融合释、道思想而产生的一种新体系。理学在北宋时期应运而生，发展至南宋成为官学，并盛行于元、明两代，对包括中医学在内的众多学术体系产生了深远的影响，虽然之后逐渐势衰，但其影响延绵至今。

命门学说在两宋时期的发展，受理学影响最为突出，如周敦颐、王安石等对宇宙生成的认识，引导宋金元时期医家对命门学说的理论创新。

北宋哲学家周敦颐提出《太极图说》，确立了理学发展的理论根基，被誉为宋明理学的"开山鼻祖"。周敦颐用短短 249 个字，从哲学高度阐明了天地宇宙规律，并尝试由此揭示生命本质。在天地宇宙规律支配下，对生命本质的揭示影响了宋以后医学理论的发展方向，甚至推动了"儒医"群体的诞生。周敦颐《太极图说》认为，天地万物氤氲遵循"无极→太极→阴阳→五行"之道。人立天地之间，阴静阳动，可化人形，而人为万物之灵，随形而生神，始有"中正仁义"。与周敦颐类似，北宋政治家、哲学家王安石《临川集·洪范传》云："道立于两，成于三，变于五，而天地之数具。"表达了宇宙生成遵循《河图》《洛书》"天地之数"，表现形式无外乎阴阳五行生克变化。明代命门学说的三位代表医家均受理学思想影响。孙一奎《医旨绪余》将周敦颐"太极图"列于篇首，赵献可《医贯》、张景岳《类经图翼》同样参考周敦颐《太极图说》而绘有太极阴阳图。尽管上述三位医家提出的命门学说各有特色，但是关于命门为先天根柢的认识则基于周敦颐、王安石宇宙太极生发理论而成。

（三）医学教育制度变迁促进医家对命门学说的探讨

虽《黄帝内经》已涉及"命门"，但命门学说雏形体现在《难经》当中。然而，早期官方医学教育中并无《难经》。据官修《大唐六典》记载，由政府主办的医学教育体制在南朝刘宋时期已具雏形。下至隋唐，这种学院式的医学教育制度得到进一步发展。自唐代开始，太医署将医学分为医科、针科、按摩科和咒禁科，是中医学教育专业划分之滥觞，这种划分更倾向于培养能够快速进入临床实践的医学人才。直至北宋时期，官方医学教育开始注重医学理论基础的学习。据《宋史·选举志三》记载："医学，初隶太常寺，神宗时始置提举、判局官及教授一人，学生三百人，设三科以教之，曰方脉科、针科、疡科。凡方脉以《素问》《难经》《脉经》为大经，以《巢氏病源》《龙树论》《千金翼方》为小经；针、疡科则去《脉经》而增《三部针灸经》……"自此《难经》增选为"方脉"共同必修课程之一，其学术地位得到广泛认可，这对命门学说在宋金元以后的蓬勃发展起到重要的作用。

（四）科技文化发展深化医家对命门学说的认识

命门学说在宋金元之后，呈现出争鸣高峰，展示出鲜明的学术特色，其社会科技文化的积淀则来自两宋。例如，从史料记载可以发现，一种极具观赏性的灯笼——"走马灯"在宋代十分常见，在许多传统节日中常常被用来烘托节日气氛。走马灯由骨架作支撑，骨架延伸出轮叶，用各类造型的剪影（如将军骑马的造型）装饰骨架中轴，灯内底板上固定有蜡烛，点燃蜡烛后，烛火产生的热力形成气流，气流推动叶轮旋转，剪影造型映照在灯罩上，就会出现转动不息的有趣图像。走马灯的制作体现了古代人民对物理学知识的应用，其基本原理即热能与动能的相互转换。

古代医家非常重视取类比象，明代医家赵献可认为命门为一身之主，用"走马灯"中烛火的功能借喻命门之火对人体的重要意义。灯中"火旺则动速，火微则动缓，火熄则寂然不动"，与之相应，命门火旺，则生命拥有活力；命门火衰，则形体虚衰，精神萎靡。科学技术发展给医家学术思想带来的启示可见一斑。

二、命门学说的成形

（一）隋唐时期命门学说的成形

隋唐时期，医家多重视对《黄帝内经》的校注和对方书的整理编撰，留下了丰富的史料。从这些珍贵的典籍当中，我们发现，杨上善、王冰在注释《黄帝内经》的基础上，均阐述了自己对命门概念的理解。孙思邈从道家养生思想出发，将医、道对生命本源的认识融会贯通，为命门学说的发展做出了重要的贡献。

1. 杨上善的命门观——"命门为大" 杨上善（约公元589—681年），隋唐医学家。杨上善将《素问》《灵枢》重新编排、注释，编成《黄帝内经太素》30卷，开医籍注释发端，成为《黄帝内经》的最早全注本。《太素》不仅是后世研究《黄帝内经》的重要参考著作，也集中体现了杨上善的治学思想，其中有关命门的研究对命门学说的发展起到积极作用。

首先，杨上善立足经络循行理论，统一《黄帝内经》与《难经》命门之分歧。前文已述，命门学说起源之初即出现学术争鸣，这一现象集中体现在《黄帝内经》与《难经》中。而观《太素·经脉之三·经脉标本》和《太素·经脉之三·经脉根结》两篇，杨上善提出："肾为命门，上通太阳于目，故目为命门。缓，大也，命门为大故也。"可见，杨上善从足太阳膀胱经上通睛明穴、下络肾之循行特点入手，将《黄帝内经》与《难经》对命门的认识融会贯通，对今天研究命门仍有很大的启发。

其次，杨上善立足《黄帝内经》与《难经》，推演命门与肾之关系。《素问·宣明五气》有"心藏神、肺藏魄、肝藏魂、脾藏意、肾藏志"之说，阐发藏象外在神志之所属。《灵枢·本神》进一步发挥为"肾藏精，精舍志"，《太素·脏腑气液》直接归纳为"肾藏精志"。杨上善继承《难经》"左肾右命"说，又结合《黄帝内经》之论，提出"肾有二枚，左箱为肾，藏志也；在右为命门，藏精"。考证《太素》其它章节，我们可以发现，杨上善对肾与命门关系的探讨离不开对"精"的深刻认识。《太素·补泻·虚实补泻》云："肾藏志者，肾藏于精，精以舍志。今藏志者，言所舍也。肾有二枚，在左为肾，在右为命门，皆以藏志，命门藏精，故曰肾藏精者也。"杨上善认为，肾之志生于命门之精，这也符合《灵枢·本神》"肾藏精,精舍志"之旨意。另外,《太素·脏腑气液》提及"精并左肾,则肾实生恐",也可反映出左肾藏志,肾病所致情志不安变生恐惧,实因命门之精不足而起。由此可见,命门的地位高于肾,人体之精是沟通有无的重要媒介,将命门的功能向肾甚至向五脏六腑有形化。

当然,在无形与有形、先天与后天之间,杨上善的观点是辩证的。杨上善认为命门藏精亦指五脏藏精,将命门与有形之五脏生理功能联系在一起。如《太素·脏腑之一》云:"人肾有二:左为肾脏,右为命门。命门藏精,精者五脏精液,故五脏藏精。"而命门所藏之精,又是物质性的。如《太素·藏府气液》云:"精谓命门所藏精也,五脏之所生也。五精有所不足,不足之脏虚而病也。五精有余,所并之脏亦实而病也。"再如,《太素·身度》对《黄帝内经》"故平人不饮食,七日而死者,水谷精气精液皆尽矣"给出解释,经文所提到的"精"就是命门所藏之精。人七日不饮食,谷气全部消耗完,精气也会耗尽,这充分说明命门与五脏、与脾胃对人体生命的维系具有相互转化且不可分割的作用。因此,从精气是物质基础,命门与肾及各脏相互依存的角度看,杨上善提出的"虽命门藏精,通名为肾"便不难理解。从指导临床而言,命门与肾也可看作是不同场合的不同称呼,这与张景岳"命门与肾本同一气""命门总主乎两肾,两肾皆属于命门"的论述是一致的。

再次,杨上善立足《难经》肾间动气,明确其与命门之气的关系。《难经·八难》曾提出"肾间动气",曰:"诸十二经脉者,皆系于生气之原。所谓生气之原者,谓十二经之根本也,谓肾间动气也。此五脏六腑之本,十二经脉之根,呼吸之门,三焦之原……"《难经》认为,人体脏腑、经脉、气血的根本在生气之原,亦即肾间动气。但是,《难经》并没有明确指出肾间动气就是命门之气。明代孙一奎将命门理解为肾间动气受此启发,在学术界影响较大,成为构建命门学说的理论基石之一。然考《太素》可发现,早在《太素·输穴》已有"人之命门之气,乃是肾间动气,为五脏六腑、十二经脉性命根,故名为原"之论述。

最后,杨上善结合自己对命门的理解,主张节欲宁神,反对服丹纵欲。在《太素·脏腑之一》,杨上善大声疾呼:"以千端之祸,终以万品欲情,浇乱真性,仍服金石贵宝,摧斯易生之躯,多求神仙芳草,日役百年之命……是知安国安人之道,莫大怡神,亡神亡国之灾,无出情欲。"反映出当时上层社会有服石纵欲之弊病,是为杨上善所不齿。杨上善认为:"命门藏精,精者,五脏精液,故五脏藏精……昔彭蚺以道怡性,寿命遐长,秦武采药求仙,早升霞气……至道无视无听,抱神以静,形将自正也。"杨上善强调命门藏精,精(气)化生五体五脏,故命门属阴,通过节制情欲、致虚守静以保全精(气)是延年益寿的不二法门,滥用丹石等辛热燥烈之品只会徒耗精血,实开保养阴精说之先河。

2. 孙思邈的命门观——"生来精灵之本" 孙思邈(约公元581—682年),隋唐时期著名医药学家,后世尊称为"药王",其所著《备急千金要方》《千金翼方》内容广泛,论述详明。其中,孙思邈的道家养生理论与补肾用药特色,对后世命门学说及其临床应用具有承前启后的作用。

首先,孙思邈"善谈老庄,兼好释典",《备急千金要方》与《千金翼方》中涉及丰富的道家养生理论,这是孙思邈认识命门的思想源泉。孙思邈首重养性,《备急千金要方·养性序》曰:"故养性者,不但饵药餐霞,其在兼于百行,百行周备,虽绝药饵足以遐年。德行不充,纵服玉液金丹未能延寿。"可见,修养德行,顺应自然,位列诸般养生方法之首。正所谓"下士养身,上士养性"。孙思邈认为,善养性者,需要在啬神、爱气、养形、导引、言论、饮食、房室、反俗、医药、禁忌十个方面有所注意,这些都体现了孙思邈以养性为本的思想。

孙思邈养性推崇"性命双修"法,其理论指导来自道家早期经典《周易参同契》。《存神炼气铭》曰:"夫身为神气之窟宅,神气若存,身康力健,神气若散,身乃死焉。若欲存身,先安神气……气在身内,神安气海,气海充盈,心安神定。"该书详细阐释了人体神形关系,其中"性命双修"法的要旨即存神丹田。道家丹田实则包含命门对人体的重要生理意义,孙思邈对肾命的认识体现在其医学巨著中。《备急千金要方·肾脏脉论第一》曰:"肾主精。肾者,生来精灵之本也,为后宫内官,则为女主。"孙思邈认为肾命的功能是"主精",为"生来精灵之本",属于元阴之脏,蕴含天地,包罗阴阳,后世张景岳水火命门说类似孙思邈观点。又曰:"左肾壬,右肾癸,循环玄宫,上出耳门,候闻四远,下回玉海,挟脊左右,与脐相当,经于上焦,荣于中焦,卫于下焦,外主骨,内主膀胱。"此处"玄宫",属于道家术语,即指命门或丹田之意,孙思邈认为命门位于两肾中间,并与肾气相通,参与肾主骨生髓、维持三焦水液代谢以及开窍于耳的整个生理过程。

孙思邈对命门学说的贡献还体现在他对丹道家"水火既济"理论的发挥。《备急千金要方·心脏脉论第一》云:"夫心者火也,肾者水也,水火相济。"此处将心肾地位同等化,均看作人体重要的生命根源,心肾代表水火,水火即是阴阳,阴阳协调统一是道家养生思想的重要标准。这与《黄帝内经》强调心居五脏之首的认识有所不同,为明代命门学说成熟奠定了基础。自外丹理论伊始,心肾相交、水火既济已逐渐渗透到中医学理论当中。但是,外丹术关注金石外炼内服,属"形而下"的心(火)肾(水)相交,而孙思邈"性命双修"之法归属内丹术范畴,可看作"形而上"的心(火)肾(水)相交。在这样的理论指导下,孙思邈的"养生十三法"提及如何利用命门的生理作用达到养生目的。如漱玉津时,通过冥想,将金精玉液缓缓向下驱动,润泽命门,符合其强调的"水火既济"之理。命门外显于腰部命门穴,其前与神阙相应,同时轻拍命门与神阙二穴,可起到脾肾双补、先后天共建的养生功效。

其次,《备急千金要方》作为隋唐方书之典范,也体现了孙思邈重视肾命、阴阳兼顾的临床用药特点。从其论治肾命所载方药中,可总结出以下三点规律:①辛温扶阳与甘寒养阴并用。如孙思邈在《金匮要略》薯蓣丸基础上创制治疗五劳七伤诸疾之大薯蓣丸,方中以附子、肉桂、干姜温补肾命,以薯蓣、地黄、麦冬、五味子等收敛肾气,滋养肾阴。又如五补丸、干地黄丸等,均以附子、天雄、桂心等与地黄、山茱萸、山药、菟丝子、杜仲、人参、麦冬、肉苁蓉、巴戟天等寒温并用,阴阳互补。②重视填精补血。如治疗妇人崩中漏下不止,以鹿茸、龟甲、阿胶、地黄等配伍,从温补肾精、滋阴养血入手。再如,以牛脊髓、羊肾等血肉有情之品以形补形,直补有形之精血。③制方讲究交通心肾。如治疗五劳六极七伤的天门冬大煎,方中以石菖蒲、远志、茯苓、柏子仁等安神定志,以天冬、麦冬、地黄、枸杞子、覆盆子、石斛等益肾填精,使心肾交通,阴生阳长。综上所述,孙思邈在后世阴阳双补法的发展过程中起到先导作用。

3. 王冰的命门观——"藏精光照之所"　王冰(约公元710—804年),唐宝应年间任太仆令,喜研道家养生之学,由此钻研《黄帝内经》而次注《素问》,是现存最早的《素问》单注本。该书后经宋校正医书局医官整理刊印,流传至今。书中对阴阳、相火、命门的认识,仍影响着后人。

王冰在注释《素问·阴阳离合论》时言:"命门者,藏精光照之所,则两目也。"早在《灵枢·大惑论》已有"目者,五脏六腑之精"的说法,王冰将两目看作命门藏精之所是否与之矛盾呢? 从杨上善对《黄帝内经》命门的认识,不难看出,王冰继承了杨上善之论。从先后天关系而言,脏腑之精为后天之精,有赖于命门所藏先天之精的涵养。因此,双目的视觉功能终归还是人体精气上注的结果。

君相二火以及相火与命门关系也是命门学说的重要内容之一。王冰注解

《素问》,补入运气七篇大论,而有关君相二火的论述首见于王冰之说。王冰在解释《素问·天元纪大论》"君火以名,相火以位"时,认为"君火在相火之右,位立名于君位,不立岁气。故天之六气,不偶其气以行,君火之政,守位而奉天之命,以宣行火令尔。以名奉天,故曰君火以名;守位禀命,故云相火以位"。从中可以发现,王冰对君相二火的解释谨遵运气学说原意,仍从天地之运气出发,按照五运六气交变规律,少阴君火为二之气,少阳相火为三之气,位置有别,五运配六气,要知君火以名"奉天之命"而不主事,相火守位而主火事。而命门与相火的关系,考《素问·金匮真言论》王冰注云:"三焦者,有名无形,上合手心主,下合右肾。"王冰认为三焦作为运行元气的通道,在上联络心主,在下沟通右肾(命门),三者之间关系密切。后世医家在此基础上深入探索三焦、相火、命门、心包络之间的生理联系,如元代朱丹溪结合前人所论,提出"相火寄于肝肾二部"而又络属胆、膀胱、心包、三焦的观点。

虽然王冰对命门的认识仍与《黄帝内经》《难经》相合,并无过多延伸,但是王冰的阴阳观却引发后世医家对命门生理功能的思考,同时也成为温补学派医家临床用药的理论指导。诚如《四库全书》中《黄帝内经素问》提要中所云:"王冰所注,排抉隐奥,多所发明,其称大热而甚,寒之不寒,是无水也;大寒而甚,热之不热,是无火也。"无火则不必去水,宜益火之源以消阴翳;无水则不必去火,宜壮水之主以镇阳光,此开明代薛己诸人探本命门之法。

(二)两宋时期命门学说的发展

两宋时期,政治宽松,重视文化与科技发展,医学昌明,是中医学理论逐渐完备、临床经验逐渐丰富的重要时期。许叔微以注重《伤寒论》临床运用而闻名于世;窦材以专述回阳灸法而广为人知;严用和则凭《济生方》之济世良方被人称道。但三家对命门的认识一脉相承,直接影响明代命门学说的发展方向。

1. 许叔微重视肾命,崇尚温补——"真火化气" 许叔微(约公元1080—1154年),字知可,宋代名医,因曾任翰林学士,世称"许学士"。许叔微是伤寒学派早期代表医家之一,著有《许氏伤寒论著三种》。除精究仲景学说外,许叔微著成《普济本事方》10卷,除广列名方验方外,还对临床各科疾病给予深入阐发,从中可以看出许叔微重视脾肾、擅用温补的学术思想,这对后世命门学说的发展起到一定的影响。

在学术上,许叔微主张脾肾并重,且强调五脏之肾对他脏功能的影响。他将脾胃看作化生荣卫气血的重要场所,脾胃功能正常,则气血充盛而荣卫足,气血灌溉五脏六腑,则全身荣养而无患病之忧。但必须指出的是,许叔微强调肾为生命本源,肾经虚则五脏六腑皆衰,五脏六腑虚衰,日久必穷及于肾。因此,他强调在健脾益胃无法奏效的情况下,要考虑从补肾出发。如《普济本事方·心小肠脾胃病》论述治疗"脾肾虚弱,全不进食"的二神丸方义,许叔微云:"此病不可全作脾虚,盖因肾气怯弱,真元衰劣,自是不能消化饮食,譬如鼎釜之中,置诸米谷,下无火力,虽终日米不熟,其何能化?"许叔微使用生活常识,将肾阳比作炉火,脾胃比作炉上之鼎锅,炉火旺则鼎锅中米谷可熟,说明肾火能生脾土,形象地注明了二神丸用破故纸(补骨脂)、肉豆蔻暖肾补脾以对治完谷不化的作用机制。

许叔微虽然没有直接探讨命门,但是在阐发消渴病病机时,论及肾中"真火"的重要性。消渴病以口渴多饮、小便频数,甚至尿中泛甜为特征。关于口渴,《本事方·诸嗽虚汗消渴》曰:"譬如釜中有水,以火暖之,其釜若以板覆之,则暖气上腾,故板能润也。若无火力,水气则不能上,此板终不可得润也。火力者,则是腰肾强盛也。常须暖补肾气,饮食得火力,则润上而易消,亦免干渴也。"肺能布散津液全赖肾中真火蒸腾气化,与釜中之水需要釜底火方可气化之理相通。若下元虚冷,津液无以濡润上焦,肺津干涸则口渴多饮。可由此管窥许叔微重视命门本源的思想。关于小便泛甜,《本事方·诸嗽虚汗消渴》曰:"人食之后,滋味皆甜,流在膀胱。若腰肾气盛,是为真火,上蒸脾胃,变化饮食,分流水谷,从二阴出。"生理状态下,肾中真火可上蒸脾胃,使饮食化为谷气,谷中精微充养脏腑,谷中糟粕从二阴分流。若肾中真火不足,蒸腾气化无力,则入口之甜滋,无法化生谷气,流于膀胱,临床表现为尿中带有甜味。综上,许叔微认为,消渴病基本病机属津液代谢失常,虽涉肺、脾两脏,却又关乎肾中真火。

在处方用药上,许叔微擅于调和肾阴肾阳。一方面,许叔微强调温补肾阳,自创温脾汤、实脾散以及二神丸等经典名方,这些方剂均体现了许叔微从温壮肾中真火入手,以达到暖塊脾土、蒸化水谷的立意。明代温补学派医家薛己在许叔微的启发下,将《普济本事方》中五味子散与二神丸合方,名为四神丸,至今仍广泛运用于临床。另一方面,许叔微深知人身阴阳一体,用药需刚柔并济。他认为:"硫磺、附子、钟乳、炼丹之类,皆刚剂,用之人以助阳气补接真气则可,若云补肾,则正肾所恶也。"许叔微从《黄帝内经》出发,认为肾恶燥而喜温润，因此，正补肾经的药物当为滋润补精之药。其一，为性味温润常用之品，如菟丝子、覆盆子、枸杞子、熟地黄、肉苁蓉、补骨脂、胡桃肉等。如治疗肝肾亏虚的地黄丸，方中干地黄九蒸九晒，配决明子、菊花等共奏滋肾清肝之功。其二，为血肉有情之品，如鹿茸、鹿角胶、羊肾、猪肾等，如治疗"肾虚腰痛"的麋茸丸，方中以麋茸、羊肾、茴香、菟丝子温润肾经；又如治疗"肾脏风攻注脚膝"用猪腰裹药末煨熟服下。

2. 窦材命门观——"灼艾扶阳" 窦材（公元 1076—1146 年），南宋医家，著有《扁鹊心书》三卷，窦氏学术观点鲜明，将扶阳的治病理念贯穿全书，治疗上力荐灸法，选穴精当。窦材的重阳思想对发挥命门阳用起到一定的推动作用。

窦材强调人体以阳气为本，在《扁鹊心书·须识扶阳》中，窦材曾作出"阳精若壮千年寿，阴气加强必毙伤""阴气未消终是死，阳精若在必长生"等论断，展现其扶阳抑阴的学术思想。命门的阴阳属性仍有颇多争议，但命门以火为用并无辩驳。《扁鹊心书·住世之法》云："夫人之真元，乃一身之主宰。真气壮则人强，真气虚则人病，真气脱则人死。"可见窦材认为，"真元"统领人身，"真气"多少直接影响人身存亡。此处对"真元""真气"的认识，可看作是对人体本源的探讨，已涉及命门核心内涵及其阳用之意。

窦材认为，人体阳气与脾肾两脏关系最为密切。他指出"人以脾为母，以肾为根""肾虚则生气之原乏，脾虚则健运之力微"，旨在告诫医者在诊断与治疗疾病的过程中，应时刻注意顾护人体脾肾阳气，不可恣意戕伐，否则损害正气之本。阴阳实同一气，互根互用。《扁鹊心书·虚劳》记载："肾之元于生阳，脾之本于焦火，温温不息，元本日充，自然真水流行，津液四布，肾精内守，烟焰不生，五脏无偏颇之虞，水火有交济之益"。窦材所述蕴含了"阳主阴从"的理念，认为通过脾肾阳气得以正常运转，生生不息，则会从阳引阴，带动人体津液运转输布，精气自可生化渐充，固守于肾则不会有邪热灼津之弊，呈现水火既济的中和之象。

在扶阳学术思想指导下，窦材经过四十余年的实践发现，临床上阴寒之证居多，治疗时当遵"灼艾第一，丹药第二，附子第三"的原则，同时不可妄用攻下或寒凉之剂。《扁鹊心书·大病宜灸》云："世有百余种大病，不用灸艾、丹药，如何救得性命，劫得病回？如伤寒、疽疮、劳瘵、中风、肿胀、泄泻、久痢、喉痹、小儿急慢惊风、痘疹黑陷等证。若灸迟，真气已脱，虽灸亦无用矣；若能早灸，自然阳气不绝，性命坚牢。"窦材强调灼艾力专效宏，面对急危重症要早用灸法力挽狂澜,以免迟则生变,贻误病情。窦材立足脾肾为本的学术思想,除了大病宜灸,还总结八十余种疾病的艾灸方法,许多临床常见疾病皆可通过艾灸治疗,选穴多为脾经、肾经之腧穴,如脾虚多灸命关(食窦穴),肾虚多灸关元穴等。现代研究发现,穴位的功能是多样的,穴位与穴位之间的联系也是多重的,因此,刺激穴位可激发不同调节机制来治疗各类疾病。

3. 陈言命门观——"相火丽于五行"　陈言(公元 1131—1189 年),字无择,南宋著名医学家。陈言"长于方脉,治病立效",代表作《三因极一病证方论》反映陈言对中医病因学的精辟见地。观陈言著作,虽未深入论述命门功能,但他对相火与三焦关系的理论认识,升华了相火的理论内涵,是后世命门学说的主要研究内容之一。

《三因极一病证方论·三焦精腑辨正》曰:"古人谓左肾为肾脏,其腑膀胱;右肾为命门,其腑三焦……其所谓三焦者何也? 上焦在膻中,内应心;中焦在中脘,内应脾;下焦在脐下,即肾间动气,分布人身,有上中下之异。"陈言将《难经》"右肾命门"说与《灵枢》三焦"有名有形"之论结合,提出三焦既有其名,又有相应表象,三焦虽共同完成精气的转输布散,但三焦又各司其位,各守其职,下焦在肚脐下方,气海、关元穴附近,内藏肾间动气,而三焦为其腑,为肾间动气流行周身提供通路。

陈言受《黄帝内经》运气学说君火、相火启迪,并用其论述阳热的变化规律。《三因极一病证方论》云:"君相之不同,相火丽于五行,人之日用者是也。至于君火,乃二气之本源,万物之所资始。"陈言认为,在人体生长壮老已的过程中,君火可看作阴阳二气的本源,是生命诞生的源头,而相火可看作是人体生命活动的体现。因此,君火是相对抽象的,而相火是具体为用的。除区分君相二火生理作用外,陈言进一步将相火与手少阳三焦、足少阳胆经相配,提出"三焦相火""胆相火"等重要概念。《三因极一病证方论·脏腑配天地论》曰:"足少阳胆居于寅,手少阳三焦居于申,寅申握生化之始终,故相火丽焉。"立足天人一体观,手足少阳均以相火为用,胆中寄相火,则可主决断而寓升发之机,三焦寄相火则可通行元气。

陈言结合前人所论,对三焦及相火的认识,受运气学说、天人相参之启发,实则提出了三焦是命门相火游行全身,激发和促进五脏六腑生理功能的通道这一思路,为后世医家发挥命门相火说做了铺垫。如清代陈士铎《外经微言》进一步梳理相火与命门、三焦、包络之间的关系,认为三焦、包络、命门皆藏相火,而命门相火尤其重要。另外,陈士铎在解读"脾土""胃土"时还提出,三焦、命门相火同性,而包络相火之性同心中君火,应区别看待的问题。

4. 严用和命门观——"命门为脾土之父母"　严用和(公元 1199—1267年),南宋著名医家。严用和总结多年临床经验,并收世传已验之妙方,著成《济生方》一书。全书以病为纲,广论病源、病机,再附方药,每方详述其配伍之义及炮制服法,方论相随,纲目分明。从该书中可以发现,严用和十分重视脾、肾二脏的生理作用,提出"补脾不如补肾"的著名观点,从调补脾肾论治杂病,形成了较为完整的理论体系。其中,严用和对"肾火""真元"的学术见解指导了明代温补学派医家的用药思路,也促进了命门学说在明代的进一步发展。

严用和认为,脾肾功能各具特色,尤其强调肾中寄真阴真阳而以阳用主事。在论述附方补真丸方义时,严氏曰:"古人云:补肾不如补脾,余谓补脾不如补肾,肾气若壮,丹田火经上蒸脾土,脾土温和,中焦自治,膈开能食矣。"从中可以发现,临床上许多患者饮食欠佳,腹满泄泻,其病机可能并非脾胃虚损,而是由于摄生不慎,房劳伤肾,导致肾中真阳虚衰,火不生土。丹田是道教内丹术语,其功用与中医命门所指相类。故严用和虽未直接提及命门,但"丹田火经上蒸脾土"所表达的治疗思路,反映出命门学说对严氏学术思想的影响。

严用和温补肾命的用药经验丰富,针对肾阳(命门之火)不足的病证,严用和擅于发挥辛温燥烈之品与柔剂阳药各自特性。如以"面色黧黑,足冷足肿,耳鸣耳聋,小便不利,腰脊疼痛"为主症的肾精亏虚证,严氏以"十补丸"治疗。十补丸在金匮肾气丸基础上加入鹿茸、五味子。鹿茸为血肉有情之品,壮元阳、益精血之功著。《本草经疏》曰:"鹿茸,禀纯阳之质,含生发之气……此药走命门、心包络及肝、肾之阴分,补下元真阳。"五味子酸敛固涩,入肺、心、肾经。《本草汇言》称五味子"入肾有固精养髓之功",《本草求原》称五味子可"联属心肾""交合肺肾"。十补丸中附子、肉桂大辛大热,温壮命门之火,加入鹿茸、熟地直补精髓;山茱萸、山药、五味子涩精敛阴,使全方动中有静,阴阳互根,可谓后世右归丸之祖剂;另有牡丹皮、泽泻、白茯苓,泄五脏痰水瘀浊,补中寓泻。再如,沉香辛温调气,《医林纂要》总结其"坚肾,补命门,温中,燥脾湿"功效显著,严用和常将沉香用于脾肾不足、寒湿上泛之喘嗽虚证。针对阳虚畏寒严重者,严用和还擅用金石类药品,常酌加阳起石以温壮肾阳。针对筋骨痿软者,则配以牛膝、杜仲、菟丝子、巴戟天等温补肝肾、强壮筋骨之品。

严用和受宋以前医家对命门认识的影响,从而提出"补脾不如补肾"的学术观点,给后世温补学派医家提供了有力借鉴。温补学派张景岳评《济生方》中济生肾气丸时曰:"惟下焦之真气得行,始能传化,真水得位,始能分清,必峻补命门,使气复其元,则五脏皆安。"清代陈士铎继承了许叔微、严用和的脾肾观。《外经微言·脾土篇》记载:"命门盛衰,即脾土盛衰。命门生绝即脾土生绝也。盖命门为脾土之父母,实关死生。"立足五行相生,虽知火可生土,而火性炎上,本多燥烈,脾属太阴湿土,此火非但没有耗灼土中之湿,还可生化湿土,如何理解呢?结合医家在五行火生土指导下的临床实践,陈氏发现,此火多指命门相火,而非心君之火。他进一步指出:"命门者,水中之火也。火藏水中则火为既济之火,自无亢焚之祸,与脾土相宜,故火盛(土)亦盛,火衰(土)亦衰,火生则(土)生,火绝则(土)绝也。"

三、小结

在经历汉武帝"罢黜百家,独尊儒术"后,道家思想自魏晋南北朝至隋唐两宋逐渐走向兴盛,尤其是从隋唐时期开始,道教养生理论由外丹术向内丹术转化,给推崇命门的医家提供了理论转化为实践的可能性,为命门学说的发展与突破奠定了基础。

在北宋时期,儒家思想融合释、道,形成理学流派,也为中医命门学说注入了新理念,对明代命门学说达到巅峰提供了理论支持。除了哲学思想的影响,社会文化等诸多因素也对命门学说的发展起到推动作用。

从医家个人学术观点看,我们可以发现一些共同特征。其一,"道医"在追寻道家养生目标的过程中,必然会关注人体命门的内涵与功能;其二,医家搁置《黄帝内经》《难经》命门学说的争议,转而在命门学说指导下,着眼于临床实践,并形成"阳主阴从"的生命观和治疗观。

第三节　金元时期:命门学说的突破

中医命门学说起源于医道两家的生命探索,道家对于命门学说的发展有其深远影响。医家通过将道教内丹术的丹田理论加以创新发展,促进了中医命门学说的发展。金元时期,医道中兴,中国医学界百家争鸣,开创了百年繁荣的局面。在此中医学研究轰轰烈烈的背景下,对命门学说研究也有所突破,为明清命门学说的第一个高峰奠定了理论和临床基础。

一、社会文化背景

(一) 理学"太极"学说对金元时期命门学说发展的促进作用

金元时期是上承秦汉晋唐宋,下启明清两代的重要历史阶段,儒者治学方法的改变必然影响医者对人体生理病理现象的再思考。正是由于主流思想的变化,促使此时期的医家从新视角对旧医学体系进行深入解读。宋代以后,主流思想从两汉经学转变为融儒、释、道三家之学的新儒学(即宋明理学),它是以探讨理气与心性为主要内容,其哲学体系对太极、理、气、性、命、道、器等涉及宇宙本源及演化问题的阐发,对金元医家的影响是广泛而深刻的,也逐渐影响中医命门学说的发展。因此,《四库全书》中提到医家类有这样一句话:"儒之门户分于宋,医之门户分于金元。"

理学家讨论世界的本体,以太极、无极、象数、心等概念,构建其所需的宇宙模式,涌现出诸如周敦颐、程颢、程颐、朱熹等著名的理学家,为金元医家学术思想的形成提供了很多新理念。

理学先驱周敦颐最先将儒家的太极与道家的无极有机融合,在其《太极图说》中提出了"太极—阴阳—五行—万物"模式以探求宇宙生命的本源,这对中医学理论的发展产生了巨大的影响。受《太极图说》启发,张载在其《正蒙·参两》提出:"一物两体者,气也",在《正蒙·太和》云:"太虚无形,而为万物,万物不能不散为太虚,循是出入,是皆不得已而然也。"张载以"太虚即气"理解太极,认为太极亦即气,他强调气在生长壮老已的主导作用,由此所创的"气一元论",为明代孙一奎命门动气说奠定了理论基础。朱熹集理学之大成,对太极、理气进行全面总结,他对"理一分殊"做了进一步发挥,将太极确定为宇宙本体论的根本范畴,认为太极是世界万物的本原,正如《朱子语卷》载"总天地万物之理,便是太极",《太极图说》载"盖合而言之,万物统体一太极也;分而言之,一物各具一太极也",又如《朱子语类》载"人人有一太极,物物有一太极"。

太极作为理学的最高哲学范畴,自然会成为金元明医学所探讨的重要问题,促使医家主动探寻"人体太极"所在,进而为明清以理学框架构建的命门学说奠定良好的理论基础。金元医家涉及太极学说不乏其人,但曾作为朱熹四传弟子许谦(白云)门人的朱丹溪,则是此时期受理学影响最深的医家。朱丹溪精通道德性命之说,《格致余论·相火论》曾载:"机动而生阳,静而生阴,阳动而变,阴静而合,而生水、火、木、金、土,各一其性。"《格致余论·夏月伏阴在内论》又载:"天地以一元之气,化生万物,根于中者,曰神机;根于外者,曰气血。万物同此一气。"《格致余论·天气属金说》则曰:"气也,即天之谓也。自其无极者观之,故曰大气。"

先天和后天也是理学家重点研究的问题之一。中医有关先天和后天的概念,虽早在《素问》"七篇大论"中就有一些论述,但由于受到宋明理学的影响,使得后世医家对先天、后天的理解与《黄帝内经》有异。理学家所探讨的先天乃是宇宙的本体,万物的本原,医家受此影响也将其引入中医学,利用理学理论对人体的先天、后天进行了充分阐发。

正如脾土为后天之本,脏腑经络、筋骨肌肉、周身百骸皆赖脾之运化而长养。因此,张元素提出:"脾者土也……消磨五谷,寄在胸中,养于四旁""胃者,脾之腑也,人之根本""胃气壮则五脏六腑皆壮也"。张元素重视脾胃在五脏中的地位,同时他也格外强调温养脾胃的重要性。比如,他认为"养正积自除",胃气虚弱,饮食不消,"不可用峻利食药";老幼虚弱,脾胃不足,要"先补其虚,而后化其所伤"。而李东垣继承张元素的学术思想,首创脾胃为元气之本,并就元气和胃气的关系进行阐述,提出"真气又名元气,乃先身生之精气也,非胃气不能滋之",认为脾胃是滋养元气的源泉,精气升降的枢纽,故脾胃损伤必然导致元气不足而产生各种病变。受脾胃理论启发,清代陈士铎也重视健脾和胃,如《外经微言》之《胃土篇》与《脾土篇》互为补充,阐明命门对后天之本脾胃的滋养作用,强调命门之火与脾土关系最为密切,脾土的健运离不开命门之火,命门之火生发脾气,命门盛衰即脾土盛衰,临证需要重视温补脾阳。

(二)运气学说对金元时期命门学说形成和发展的推动作用

运气学说在宋代以前并未受到医学界的重视,而两宋时期因皇帝的倡导、政府的支持,使得运气学说在宋代达到一个高峰。至金元时期,运气学说仍然非常盛行。"相火"属于运气学说范畴,首见于《黄帝内经》,为"六气"之"三之气",与三阴三阳相配则是"少阳之上,相火主之",正如《素问·六微旨大论》所载:"显明之右,君火之位;君火之后,退行一步,相火治之;复行一步,土气治之."《素问·天元纪大论》亦载："君火以明,相火以位",经文指出君火只奉天之命、宣行火令,相火则在万物生长化收藏中发挥了"长"的作用,故有"少阳相火主长"之说,但《黄帝内经》未将"少阳相火"联系到人体身上。唐宋时期,医家逐渐将《黄帝内经》"少阳相火"加以引申,逐渐形成"包络相火"说"胆相火"说及"三焦相火"说。

金元时期依然盛行的运气学说又赋予相火更为广泛的概念内涵。金元医家不仅对南宋陈无择提出的"手少阳三焦相火"进行阐发,并且将三焦、包络、命门各部相火贯通,进行系统研究。比如,李东垣认为相火是"阴火""元气之贼",其《脾胃论》曾载："心火,阴火也,起于下焦,其系于心。心不主令,相火代之。相火,下焦包络之火,元气之贼也。"又因火与元气不两立,一胜则一负,故又名"阴火",病机为"脾胃气虚,则下流于肾,阴火得以乘其土位,故脾证始得"。再如,朱丹溪《相火论》的相关论述又促进了相火理论的成熟,他主要是在前人论述的基础上,对相火所在部位进行了概括性总结,指出"胆者,肝之腑;膀胱者,肾之腑;包络者,肾之配;三焦以焦言,而下焦司肝肾之分",认为这些脏腑皆具相火,同时他最早提出"肝具相火"。

总之,金元医家对三焦、包络相火理论的不断完善,促使医家逐渐把相火说集中在命门相火上,形成以命门为中心的相火理论,也推动了金元命门学说的发展。正是在这一时期,医家首先明确了三焦是相火游行的道路,命门相火能通过三焦游行全身,命门相火只有通过三焦才能游行于五脏六腑,进而发挥其生理效应。如刘元素《素问病机气宜保命集》载"右肾之火,游行三焦,兴衰之道由于此。"张洁古在《脏腑药式三焦部》中曰:"三焦为相火之用,分布命门之气,主升降出入,游行天地之间,总领五脏六腑。"

二、命门学说的突破

(一) 刘完素论命门——首创"命门相火"说

刘完素,字守真,号河间居士,金代医家。他述说医理广博精深,《素问病机气宜保命集》《素问玄机原病式》是其重要的著述,他是最先将命门与相火联系起来的医家。刘氏论命门源于《难经》曰:"左肾右命门",其所论命门位置仍在右肾,如在《素问玄机原病式·火类》中曰:"肾有两枚,左者为肾,右者为命门。男子以藏精,女子以系胞"。同时,刘元素又将《黄帝内经》五运六气中的"君火以明,相火以位"用于人体,其在《素问玄机原病式·火类》中提出:"心为君火、肾为相火,是言右肾属火而不属水也",《素问病机气宜保命集·病机论》谈道:"右肾属火,游行三焦,兴衰之道由于此,故七节之傍,中有小心,是言命门相火也。"因此,刘完素继承《难经》而有所发挥,最先提出命门相火说,突破了命门属水论。刘元素命门相火论构建了以命门相火为主体的相火系统,这一理论对后世命门学说与相火学说均有较大的影响,如李东垣受刘完素的影响,认为包络上系于心、下连及肾,称"相火者,包络也""相火,下焦包络之火"。

同时,刘完素认为风、湿、燥、寒诸病皆能生成火热,统归于火,在病机上强调"同化""兼化",如《素问玄机原病式·火类》载:"君相虽为二火,论其五行之气,则一于为热也。"故刘完素在《素问玄机原病式》《素问病机气宜保命集·病机论》中谈到右肾命门的病机特点时,认为命门火衰则病寒,相火偏亢则病热。在治疗方面,他把前代医家以温肾治疗虚寒纳入命门范围,提出了一些治疗原则,如"左肾不足,济之以水,右肾不足,济之以火",病热者则"相火之下,水气承之",沿用至今。

此外,刘完素认为精是一身之主,神气之本,健康之所系,其在病机上提出主火论,然少水必不胜多火,故刘氏论命门,除重相火外,亦重精,使阴阳自和。

(二)张元素论命门——"命门为相火之源"

张元素,字洁古,易州(今河北易水县)人,金代医家,因其考进士时"犯讳"落第,于是弃仕途而潜心医学。张元素一生著作颇多,但多已流失,据任应秋考证,《医学启源》正是张元素所作,这也是最足以代表他学术思想的著作。

张元素在《医学启源》中有多处提到命门,如"命门与三焦为表里,其脉同出右尺",三焦与心包络又为"父气""母血","命门与肾脉循骨而行""肾之经、命门、肾脉本部在足少阴、寒、癸水"等。

张元素所论命门也是在继承《难经》的基础上,突破了命门属水论,将相火归于命门,如《脏腑标本寒热虚实用药式》曰:"心藏神,为君火,包络为相火,代君行令。"同时,他依据道教炼丹的丹灶之术,对命门相火和三焦元气关系进行推导,他在《脏腑标本寒热虚实用药式·三焦部》中曰:"三焦为相火之用,分布命门元气,主升降出入。"在《脏腑标本寒热虚实用药式·命门部》中曰:"命门为相火之源,天地之始,藏精生血,降则为漏,升则为铅,主三焦元气。"因此,他提出命门三焦为相火的体用这一新论点,他指出命门与三焦配,三焦又与手厥阴配,且命门又独立于肾之外,但其气与肾相通。而明代李时珍正是秉承了张元素之说,也将命门、三焦、相火、肾作为一个功能单位来认识,认为命门相火为生命之原,精气之府,其游行三焦,寄位肝胆,正如《本草纲目》所载:"命门气与肾通,藏精血而恶燥。若肾、命不燥,精气内充,则饮食自健,肌肤光泽,肠腑润而血脉通。"

尽管刘完素与张元素都论命门相火,但张元素跨越了"心包络",把相火与命门、三焦直接联系起来,较刘完素之论更易让人接受。另外,刘完素命门相火论讲阳火,而张元素命门相火论则更重视脏腑元气。值得指出的是,张元素的元气论,被其弟子李东垣做了重要发挥,创为阴火说并演成脾胃学派。另外,命门用药的提出当推张元素,主要见于《脏腑标本寒热虚实用药式》。

(三) 李东垣论命门——"象坤土生万物"

李东垣名杲,字明之,晚号东垣老人,金代医家。李东垣自幼受儒家思想教育,因其母患病,遍请医生,治疗无效,所得疾病始终未定,此事对其触动颇深,从此立志学医,师从张元素。李东垣的著述颇多,其中《内外伤辨惑论》《脾胃论》《兰室秘藏》《医学发明》为其代表著作。

李东垣论及"命门""命门相火""相火"三个概念。《兰室秘藏·小儿门》云:"夫胞者一名赤宫,一名丹田,一名命门。主男子藏精施化,妇人系胞有孕,俱为生化之源。非五行也,非水亦非火,此天地之异名也,象坤土生万物也。"因此,李东垣认为命门是生命之门,其作用不仅是右肾或者相火,更应高于水火,高于五行,当与天地同畴,可以将其看作是生命的起源及生命的原动力。李东垣对命门先天之本的论述,为明代孙一奎所借鉴,提出"命门乃两肾中间之动气,非水非火,乃造化之枢纽,阴阳之根蒂,即先天之太极,五行由此而生,脏腑以继而成。"这基本上是李东垣论点的复述,只不过是多了"太极"的假设。

值得一提的是,李东垣将"命门相火"称为"相火阳精",这是他对命门的首创名词,属于生理性相火范畴,相当于命门真火或真阳。而李东垣所论及的"言其(相火)害"中的相火则可理解为病理性相火。《素问·阴阳应象大论》曰:"壮火之气衰,少火之气壮,壮火食气,气食少火,壮火散气,少火生气。"刘完素《素问玄机原病式》提出:"手少阳相火之热,乃心包络三焦元气也。"可以看出,李东垣病理相火观是在继承《黄帝内经》和刘完素《素问玄机原病式》的基础上发展而来的。李东垣在《内外伤辨惑论·饮食劳倦论》和《脾胃论·饮食劳倦所伤始为热中论》中进一步提出"相火,下焦包络之火,元气之贼也",这对后世医家临证也有重要的启发作用。

《难经》仅言右肾为命门,而命门联系相火则是在《脉经》《脉诀》之后,由刘完素、张元素等加以全面论述,故李东垣命门论是融《难经》《脉经》、刘完素、张元素诸论于一体。李东垣在《医学发明·损其肾者益其精》中提出"肾有两枚,右为命门相火,左为肾水,同质而异事也",并进一步明确"两肾有水火之异"。李东垣在继承命门相火观点的基础上,结合临床进一步发挥,在治疗方面提出"若相火阳精不足,宜用辛温之剂",并反对采用"治寒甚之病"的"辛热之药",从中可见明代张景岳"善补阳者,必于阴中求阳"的理论雏形。

(四)朱丹溪论命门——"补命门药,须入血药"

朱丹溪,元代医学家,名震亨,字彦修,元代著名医学家,婺州义乌(今浙江义乌市)赤岸人,因其故居有条美丽的小溪,故名"丹溪"。他著有《丹溪心法》《格致余论》《局方发挥》《金匮钩玄》等。

刘完素的"命门相火论"对朱丹溪的影响很大,故其在论相火时继承并发展了刘完素的学说,但由于自身特殊的生活治学经历,他的医学思想也受到理学思想的影响。在金元四大家中,朱丹溪最早将太极之理纳入医学研究,引用理学太极说进行相火论的阐发,如他在《相火论》开篇即引用周敦颐的《太极图说》来论相火,曰:"太极,动而生阳,静而生阴。阳动而变,阴静而合,而生水、火、木、金、土。各一其性,惟火有二。曰君火,人火也;曰相火,天火也。"太极动而生阳,静而生阴,虽有动有静,但整体过程是动,因而"天主生物故恒于动,人有此生,亦恒于动",这都是具体的相火作用,万物与人都离不开此火,"天非此火不能生物,人非此火不能有生"。

可以说自朱丹溪开始,命门学说在太极学说的影响下,已然超出并且突破了《黄帝内经》《难经》之说,形成了较为系统的理论体系,比如明代的孙一奎、赵献可、张景岳等在其"物物有一太极""人人有一太极"思路的指引下,尝试将太极之理与"命门"概念相结合,从而创立了命门太极说。清代陈士铎延续明代赵献可对命门的认识,强调命门是生命的根源,命门之火为真火,为先天之火,可化后天之火、助十二经之火,是人体十二脏腑生成的根本及原动力,正如陈士铎在《外经微言·命门真火篇》提出的观点"命门之系人生死甚重……"

"命门为十二经之主。不止肾恃之为根,各脏腑无不相合也……十二经之火,皆后天之火也。后天之火非先天之火不化"。在《外经微言·命门经主篇》指出命门内寓真火,乃人身阳气之根本,生命活动之原动力。十二经之火得命门之真火方能生化,十二官之职能亦靠命门方能司职,命门为十二经之主。

朱丹溪没有专篇论述命门,仅在《丹溪心法·能合色脉可以万全》论左手肾部脉之后提到"相火为三焦之气,应于右手,命门三焦之分也",观其说源于《脉经》和《脉诀》,但在《相火论》中却又只字不提命门,仅谈天、人、龙、雷之火;但在《丹溪心法·补损》也曾谈及命门,如云:"诸补命门药,须入血药,则能补精,阳生阴长故也。"这个说法与论脉相符,即朱丹溪承认肾与命门为左右水火论。

丹溪虽未明确提及命门,但在理学思想的影响下,在批判继承前人命门相火学说的基础上,于《格致余论》集中体现了他的相关学术思想。朱丹溪相火论是在"阳常有余,阴常不足论"的基础上发展而来,具有一套完整的理论体系。他将生理相火的基本特征概括为生命的动力、寄于肝肾二脏皆为相火、动而有度,正如《格致余论·相火论》中载"其所以恒于动者,皆相火之类也""天非此火不能生物,人非此火不能有生""寄于肝肾二部""肝肾之阴,悉具相火""动而中节"。而他对病理相火的认识主要集中在相火妄动,并论及其具体原因和形式,在《格致余论·阳有余阴不足论》中提出:"心者,君火也,为物所感则易动。心动则相火易动,动则精自走,相火翕然而起,虽不交会,亦暗流而疏泄也。"进而在该书《相火论》中提出"相火易起,五性厥阳之火相煽,则妄动矣",并明确指出"相火元气之贼",这显然是继承了李东垣的"相火,元气之贼也",不同之处在于朱丹溪所提相火是在肝肾阴虚、相火妄动的基础上立论,侧重于肝肾阳气之妄动。

朱丹溪在继承李东垣"相火为元气之贼"的基础上,结合临床体会"人之情欲无涯""色欲过度"易致"相火妄动",提出"阳常有余,阴常不足论",故在临证时倡导滋阴降火,采用黄柏之属,列举了诸如大补阴丸、大补丸或四物汤加知柏等滋阴降火方剂。清代陈士铎对命门的理解延续了明代赵献可的看法,但其在临证治法上却与赵献可等温补派医家截然不同,而是延续了朱丹溪"阳常有余而阴常不足"的学术思想。

尽管陈士铎认为命门为先天之火,人非火不生,但他同时强调人虽生于火,却养于水,故命门为水火之源,命门水火虽不全属于肾,亦不全离乎肾。肾火为无形之火,肾水为无形之水,无形之火,水能生之,肾中水火可补不可泻,而水尤不可泻,正如他在《外经微言·命门经主篇》提出:"火不藏于火,转藏于水。"《五行生克篇》提及:"心得肾水而神明焕发也,脾得肾水而精微化导也,肺得肾水而清肃下行也,肝得肾水而谋虑决断也。"《外经微言·从逆窥源篇》又指出:"各脏腑有火无水,皆肾水滋之,一泻水则各脏腑立槁矣。"故在《外经微言·胃土篇》提出胃火烁灼,既要泻折火势,又要滋养肾水,曰:"胃火之盛,由于肾水之衰,补肾水,正补胃土也。"《外经微言·心火篇》曰:"心火必得肾水以济之也,滋肾安心,则心火永静。"《外经微言·精气引血篇》云:"血得肾火而有所归,亦必得肾水以济之……肾水旺而肾火自归,肾火安而各经之血自息。"

(五)滑寿论命门——"两肾总号命门"

滑寿,字伯仁,晚号樱宁生,元代医学家,他不仅精通《素问》《难经》,而且融通张仲景、刘元素、李东垣三家学说,所以滑寿给人治病有"奇验",著述甚丰。滑寿是两肾皆命门说首倡者,他认为:"命门,其气与肾通,是肾之两者,其实一尔。"两肾皆命门说强调两肾的整体功能及不可分割性,明代的虞抟亦是两肾皆命门说的代表人物,主张"两肾总号命门"。

滑寿认为命门即是肾,两者即一,如其在《难经本义》注三十六难云:"此篇言'非皆肾也',三十九难亦言'左为肾,右为命门',而又云'其气与肾通',是肾之两者,其实则一尔",三九十难注又云"肾之两,虽有左右命门之分,其气相通,实皆肾而已",因此,他对脏腑五六之数和肾左右之分的结论是:"合诸篇而观之,谓五脏六腑可也,五脏五腑亦可也,六脏六腑亦可也。"故滑寿在解释命门功用时是与肾合而为一的,他不认为命门有什么特殊意义。滑寿命门学说即肾论、命门非相火论,为明代孙一奎所推崇并加以发展。

三、小结

从思想文化的角度上说,"医之门户分于金元"归根于"儒之门户分于宋",理学思想影响了宋代以后中医学术流派的形成与发展,促使医者推求医理,创立新说。此外,在两宋时期,政府大力倡导运气学说,这也推动了金元时期命门学说的突破,以刘完素首创"命门相火"说、张元素"命门为相火之源"、李东垣"命门象坤土生万物"、朱丹溪"补命门药,须入血药"和滑寿"两肾总号命门"等为代表。金元时期命门学说的突破为明清时期命门学说的第一个高峰奠定了良好基础。

第四节　明清时期:命门学说的第一个高峰

命门学说在宋金元时期得到了突破性发展,在明清时期则进入全面发展阶段,这一时期出现了许多关于命门研究的专篇专论,在理论研究与临床实践上均有重大的进展,为后世研究奠定了深厚的基础。这一时期,各种命门新观点层出不穷,相互争鸣,成为这一时期的热点与亮点。众多医家在总结前人成就的基础上,或从理论上加以深化,或从概念上加以明确,或从临床上加以印证,或从方药上加以发挥,均从不同侧面完善命门学说。

一、社会文化背景

任何一个时期,医学的发展都与当时社会政治、经济、文化、科技等密切相关。进入后封建社会的明清更是如此,其在医学发展史上是一个承前启后的重要时期。因此,探讨该时期命门学说,应先阐明影响其发展的社会文化背景。

(一) 道教内丹学是明清时期命门学说形成的重要思想来源

常言"十道九医",足见中医与道家、道教关系紧密,渊源深厚。道教内丹学是以道家的哲学和养生方术为基础建立起来的道教修炼学,是道教为实现其"得道成仙"终极目标而探索出的一种性命双修方术。有人认为中医命门学说是基于道家道教内丹学而建立起来的中医理论。明清时期是继《黄帝内经》之后"医道融合"的第二次高潮,道教内丹学对该时期命门学说的理论构建也产生了深刻的影响。各医家从道教内丹学理论中获得启发,推动命门学说发展成熟。明清时期命门学说代表人物有李时珍、张景岳、孙一奎、赵献可和陈士铎等,他们对命门学说的论述到处可见道教内丹学的痕迹。

从命门的位置来说,张景岳认为命门"居两肾之中而不偏于右",孙一奎、赵献可均认为命门在两肾之间,诸观点和内丹理论中丹田的位置相近。李时珍明言命门即是丹田,他在《本草纲目》人部"初生脐带""释名"中云:"胎在母腹,脐连于胞,胎息随母。胎出母腹,脐带既剪,一点真元,属之命门丹田。"尽管在道教内部丹田的位置因门派不同而说法有异,但小异掩盖不了大同,那就是均在脐下之腹内。

在命门的功能上,孙一奎着重强调命门原气(元气)对呼吸的重要作用,认为胎息由命门主导,出生之后的呼吸由原气所发动并维持。"胎藏母腹,系于命门",胎儿虽不以口鼻呼吸,却有所谓"真息",当其一出母腹,虽未进食,却有呼吸,说明呼吸之原根于命门之元气。"胎息"一词,原为内丹修炼时对呼吸的要求,即指炼气到一定程度,鼻息微微,若有若无,似外呼吸已经终止,而八脉齐通,遍身舒适,和胎儿在母腹中没有外呼吸,只有内气潜行一样。这种内气的潜行是在丹田气的推动下实现的,内丹中的胎息要求呼吸像在母腹中一样没有外呼吸,全靠丹田气推动下的真息,可见孙氏胎息由命门元气发动的观点是在内丹胎息的启发下形成的。陈士铎认为丹鼎修炼之河车路(即任督二脉)是先后天之气升降相交的通道,所谓先天之气就是命门水火的功能,也可指命门真火,体现了医道一家。他认为:"且命门居于肾,通于任督,更与丹田神室相接。存神于丹田,所以温命门也。守气于神室,所以养命门也。修仙之道,无非温养命门耳。"

对于命门的阴阳属性,孙一奎将其定义为"动气";赵献可在《医贯》中以走马灯中之火比喻将其属性归于火,"譬之元宵之鳌山走马灯,拜者舞者飞者走者,无一不具,其中间唯是一火耳……欲世之养身者治病者,的以命门为君主,而加意于火之一字,夫既曰立命之门,火乃人身之至宝"。动气也好,火也好,其性均属阳,这和丹家在元精元气元神之中更重视元气有着密切的关系。

关于命门的形态,孙一奎、赵献可和陈士铎均认为命门无形可见,而这种从有形向无形的转变也是在内丹理论的启示下完成的。内丹学家认为,由太初无形无象的"道",生出真元一气,一气分化为阴阳,阴阳合成第三体,第三体又衍生出芸芸万物,是为顺行,即有生有死,生生不息的造化之道。万物由无形无象的道化生,人体由无形无象的真元一气所化生,那么人体的本原命门也应该是无形无象的,所以孙一奎把命门从实体的目、肾、精户、胞宫演变成无形的肾间动气。

（二）宋明理学"太极"学说将明清时期命门学说推到形而上的位置

明清时期，受宋明理学尤其是周敦颐太极图说的影响，使太极成为命门学说的核心。周敦颐提出宇宙万物生成论模式为"太极（无极）—二气（阴阳）—五行（水火木金土）—万物"，在这一思想的启发下，以孙一奎、赵献可、张景岳、陈士铎、叶霖为代表的众多医家引"太极"来解说命门。

孙一奎首列"太极图""命门图"说于《医旨绪余·上卷》卷首，并以"太极之本体"来比喻命门在人体的重要作用，用"肾间动气"来形象描述命门的生理机能。他说："命门乃两肾中间之动气，非水非火，乃造化之枢纽，阴阳之根蒂，即先天之太极。五行由此而生，脏腑以继而成。"赵献可于《医贯·玄元肤论·内经十二官论》中亦绘"太极形象图"，并提出君主命门说，认为命门位处两肾中间，是主宰十二官的"真君真主"，为"主宰先天之体"。张景岳在《类经·卷二十三》中说："太虚，即周子所谓无极，张子所谓由太虚有天之名也；廖廓，空而无际之谓；肇，始也；基，立也；化元，造化之本原也。"并且在《类经·卷一》中提出："开物者为先天，成物者为后天；无极而太极者先天，太极而阴阳者后天。"张氏认为，"命门"不是单纯的右肾、眼睛或腧穴名等形而下的概念，而是先天根柢，为受生之窍，为水火之家，为人体生命的本源，相当于人身之太极。正如他所说："命门居两肾之中，即人身之太极，由太极以生两仪，而水火具焉，消长系焉，故为受生之初，为性命之本。"清代陈士铎在《外经微言·考订经脉篇》中也明确将命门阐述为太极，即"主者，命门也。命门，若太极之象能生先天之水火，因以生后天之水火也"。清代叶霖也提出："人与天地参，命门与太极相似，太极生两仪，两仪生四象，四象生八卦，八卦生六十四卦；自命门生两肾，两肾生六脏六腑，六脏六腑生四肢百骸之类。"

（三）矛盾交织的明清时期引起命门学说的诸多争鸣

明清时期，资本主义萌芽出现并缓慢发展，这种崭新经济形态的出现对意识形态各领域的影响尤为明显。在这样一个维护旧论与力求革新、尊经奉典与创立新说矛盾交织的时代，植根于传统文化的中医命门学说，也必然受到这股文化思潮以及经济、政治、科技等多元素的冲击。一方面，随着经济的发展、交通的发达，城镇人口的增多和流动，这为命门学说的传播和交流提供了条件；另一方面，众多医家受当时文化思潮的冲击，在继承金元时期命门学说的基础上，也开始了批判与反思，在理论与实践中寻求多方位的突破与创新。如徐灵胎、陈修园、叶天士、何梦瑶等众多医家对前人思想的批判和反思，虽然活跃了学术气氛，也导致命门学说研究由盛转衰。

（四）医学教育制度的建立为明清时期命门学说的发展创造良好的学术环境

明清政府十分重视医学教育，其所设立的医学教育机构，分为中央与地方两部分：中央为太医院，地方包括惠民药局与医学。太医院的主要职责是培养、派驻、选拔医生及管理其他医药机构。惠民药局为平民所设，乃沿袭宋制，平时负责救疗贫病军民，荒疫时参与政府组织的救治诊疗活动。医学是政府在地方衙门中设立的作为关注民生的职能机构，并被赋予独立的办公场地及官印。医学除为地方百姓提供医疗服务外，还不断为地方培训医务人员，同时负责整理、刊印地方医疗文献，传承医学文化。明清时期政府医学教育制度的建立，为众多医家创造了良好的学术环境，促进了命门学说的发展。

除官办医学外，家族传承与师徒传承也是命门学说传承发展的重要形式。最具代表的当属新安医派，其专科医学特色形成与发展的重要形式便是家族传承。比如孙一奎在继承汪机培补中焦元气学术思想的基础上，创立"动气命门"说，认为疾病的发生多由命门火衰、元气不足等引起。

二、命门学说的第一个高峰

（一）命门学说兴盛于明代

命门学说在明代进入全盛期，得到医学界的普遍重视。诸多医家的著作中都论及命门，代表人物为薛己、李时珍、孙一奎、赵献可、张景岳等。其中尤以孙一奎、张景岳、赵献可三家之论最为完善，代表了命门学说研究的最高成就。至此，中医命门学说理法方药体系初步建立，后世称他们为"命门三家"。

1. 李时珍的"结构命门"说 明代李时珍本着辨疑正误的宗旨，首倡两肾之间为命门，曾在《本草纲目》中阐述"结构命门"说。《本草纲目·卷三十》曰："三焦者，元气之别使；命门者，三焦之本原，盖一原一委也。命门指所居之府而名，为藏精系胞之物；三焦指分治之部而名，为出纳腐熟之司，盖一以体名，一以用名。其体非脂非肉,白膜裹之,在七节之旁,两肾之间,二系着脊,下通二肾,上通心肺,贯属于脑,为生命之原,相火之主,精气之府,人物皆有之,生人生物,皆由此出。"此说最为独特之处在于其明确指出命门为有形质之体,其解剖位置为"七节之旁,两肾之间",解剖形态为"非脂非肉,白膜裹之"。

李时珍提出命门与三焦的关系是三焦为体,命门为用。《本草纲目·卷一》曰:"命门为生命之原,相火之主,精气之府,人物皆有之。""三焦为相火之用,分布命门元气。"他强调命门为生命之本原,精气之府,相火的发源地,是一个主宰元气并超越脏腑的实际器官。命门之元气由三焦上通心肺,贯属于脑,中连脾胃,下通二肾、胞宫、精室,激发各脏器,维持其正常功能。故曰:命门"精气内充,则饮食自健,肌肤光泽,肠腑润而血脉通……命门既通,则三焦利",命门"为藏精系胞之物……生人生物,皆由此出"。此外,李时珍还提出"鼻为命门之窍",认为鼻气通于命门而为其外窍。

另外,李时珍还列出了一类温补命门的药物,包括胡桃、补骨脂、淫羊藿、鹿角、麋角、韭子、硫黄等温养柔和之品,及乌附、仙茅、阳起石、蛇床子、蜀椒、益智仁、葫芦巴、秋石等温热刚燥之品;另一类为针对命门精血不足,相火偏旺的药物,包括地骨皮、元参、生地等甘寒养阴之品与牡丹皮、黄柏、知母苦寒坚阴之品,大大地丰富了命门相关病证的治疗方法。

2. 孙一奎的"命门动气"说及"命门太极"说 孙一奎勤求古训,博采众长,首先着手于命门学说的总结与提炼工作,创立"命门动气"说及"命门太极"说等,极富新义,具有非常重要的理论价值。孙一奎在《易经》哲学思想的启发下,结合《难经》有关命门功用的认识,用"太极之本体"来形象地比喻命门在人身的重要地位和作用,他认为"人在大气中,亦万物中一物尔,故亦具此太极之理也",并于《医旨绪余》中设专篇《命门图说》以阐释命门的生理功能。他以太极阴阳思想为基础,结合了道家的思想,进一步提出了命门"肾间动气"即人身之太极的理论,从而使命门成为超越五脏六腑的生命之源。他认为命门位居两肾中间,为人身之太极;其间非水非火,只是存在着一种原气发动之机,即曰动气,又曰原气;原气是太极之本体,动气是太极之应用,两肾则是"太极之体所以立"的物质基础。命门原气位处两肾之间,原气属阳,阳动则生;两肾属阴,阴静则化,动静无间,阳变阴合而化生其他脏腑。故曰:"命门乃两肾中间之动气,非水非火,乃造化之枢纽,阴阳之根蒂,即先天之太极,五行由此而生,脏腑以继而成。"(《医旨绪余·卷上·命门图说》)

孙一奎认为动气命门有以下几个特点：①命门有位而无形，命门位于两肾之间，不是形质器官，而是功能藏象。孙一奎摆脱了《难经》以右肾为命门的思路，提出命门的位置在两肾之间，使之与肾间动气所代表的原气融为一体。由于命门的本质是人身之原气，是无形之物，他指出："（命门）若谓属水属火，属脏属腑，乃是有形质之物，则外当有经络动脉，而形于诊。"（《医旨绪余·命门图说》）②命门动气的属性为"非水非火"，而又有阳动的性质，蕴含生生之机，可以认为其本质属阳，但不能认为其质属火。《医旨绪余·右肾水火辨》中曰："坎中之阳，即两肾中间动气，五藏六府之本，十二经脉之根，谓之阳则可，谓之火则不可，故谓坎中之阳，亦非火也。"③命门动气是元气，为生生不息之根，是"五脏六腑之本，十二经脉之根，呼吸之门，三焦之源"，人体营气、卫气、五脏六腑之气、十二经脉之气都属于它，肺之能出气而呼，肾之能纳气而吸，都由命门动气所统。

3. 张景岳的"水火命门"说　张景岳在总结前人成就的基础上，将阴阳、水火、精气理论与命门学说有机联系在一起，并于《质疑录》之《论右肾为命门》，《景岳全书·传忠录》之《命门余义》《阴阳篇》以及《类经附翼·求正录》之《三焦包络命门辨》《大宝论》《真阴论》等篇章里，对于命门学说进行了系统论述及阐发。

张景岳也是以太极理论为基础来阐述命门，他认为命门为人身之太极，是人体阴阳之枢纽，生命之本源。《类经附翼·真阴论》曰："命门居两肾之中，即人身之太极，由太极以生两仪，而水火具焉，消长系焉，故为受生之初，为性命之本。"关于命门的位置，张景岳认为命门在"子宫"及"子宫之门户"，故云"夫命门者，子宫之门户也"。"子宫之门户"即女子产门、男子精关。关于命门与肾的关系，他认为命门位于两肾之间，"命门与肾，本同一气"，又曰"坎卦内奇而外偶。肾两者，坎外之偶也；命门一者，坎中之奇。一以统两，两以包一。是命门总主乎两肾，而两肾皆属于命门"。

张景岳认为命门为精血之海，水火之宅，内寓元阴元阳，为五脏六腑之本。命门兼具水火，阴阳本同一气，水火之于人身，即是阴阳精气，从而把人体阴阳、精气与水火有机联系起来。在其著作中，阴阳互根、水火同源、精气互生的理论贯穿始终。命门病理上多表现为命门火衰、真阴虚损。张景岳注重补水补火，倡导"阴中求阳""阳中求阴""精中生气""气中生精"。他在方药运用方面，除用六味丸、八味丸外，还自创左归丸（饮）、右归丸（饮）等系列命门主方。

4. 赵献可的"君主命门"说　赵献可重视命门,立意先天水火,尤其重视命门之火的生理功能与作用,故其所著《医贯》专列"先天要论"。赵献可对命门的论述可以总结为"君主命门"说,他认为命门位处两肾中间,彻底脱离了肾脏,构建了一个比五脏六腑更高层次的藏象,而成为主宰十二经、十二官的"真君真主",这是对藏象理论的新突破。

关于命门的位置及功用,赵献可认为命门位处两肾中间,所谓"命门无形之火,在两肾有形之中"(《医贯·玄元肤论·内经十二官论》),其功能位于十二官之上,为"主宰先天之体",有"流行后天之用"。关于肾与命门的关系,赵献可认为两肾有形,属水,其左为阴水,右为阳水;命门无形,属火,其位居两肾中间,即"一阳陷于二阴之中",水中有阳才能化气而产生生命。肾与命门是生命的根本,命门之火要靠肾水滋养,两肾由于命火的作用,才能化气而有生命,"命门君主之火,乃水中之火,相依而永不相离也"(《医贯·内经十二官论》),说明肾与命门既须区别而又不可分,两者关系非常密切,而命门之火则始终居于主导地位。

赵献可指出命门的属性为火,而且此火乃"水中之火""先天之火"。他认为命门先天之火为人身立命之本,明确指出"火乃人身之至宝",认为人之所以有生,生命之所以能续,皆缘于命门先天之火的存在。故人以命门先天之火为生命之源,为生机之系。火强则生机壮,火衰则生机弱,火灭则生机止。他还以走马灯之烛比拟命门火为生命的原动力,"火旺则动速,火微则动缓,火熄则寂然不动"。对于命门水火诸虚病证的治疗,赵氏提出"取之阴者,火中求水,其精不竭;取之阳者,火中寻水,其明不熄",以六味、八味为临床调治之剂,并于所著《医贯·先天要论·水火论》中曰:"以无形之水沃无形之火,当而可久者也,是为真水真火,升降既宜,而成既济矣。医家不悟先天太极之真体,不穷无形水火之妙用,而不能用六味、八味之神剂者,其于医理尚欠大半",足见对此二方的重视与青睐。

5. 其他医家的命门学说　其一,薛己遵从"左肾右命"说,并确立以八味地黄丸调理命门相火不足的方法,《明医杂著》曰:"两尺各有阴阳,水火互相化生,当于二藏中各分阴阳虚实……右尺脉迟软或沉细而数欲绝者,是命门相火不足也,用八味丸。"

其二,虞抟提出"两肾命门"说。《医学正传·医学或问》曰:"当以两肾总号为命门,其命门穴正象门中之帐,司开阖之象也。"在命门部位及功用上都对

《难经》有所发挥。

其三,李梴提出"心包命门"说。《医学入门·卷一·脏腑条分》"命门"条下,"命门下寄肾右,而丝系曲透膀广之间……上为心包,而膈膜横连脂漫之外……配左肾以藏真精,男女阴阳攸分……相君火以系元气,疾病死生是赖"。

其四,彭用光在《体仁汇编·十二经络脏腑病情药性·命门脏药性》中,对命门生理、病理、诊断、治疗以及用药等方面均有记载。

(二) 清代命门学说由盛转衰

清代众医家在总结前人命门研究成果的基础上,对命门学说进行深入探讨并应用于临床实践,其中对命门论述较丰者首推陈士铎。然而,清代医家对命门学说的批判促使命门学说由盛转衰。

1. 陈士铎继承与完善命门学说,尤其重视临床实践 陈士铎受赵献可、张景岳等影响,十分重视命门在生命活动中的作用,对命门做了更为详细的论述,且更注重临床实践。其所著的《外经微言》有 10 篇提及"命门",其中 3 篇为专题阐述。在卷五《小心真主篇》中提到"命门之火谓之原气,命门之水谓之原精,精旺则体强,气旺则形壮"。他认为命门乃生命之根本,是全身脏腑的主宰,人体的生命活动离不开命门。他对命门学说主要有以下几个贡献。

(1) 提出命门为十二经之主:《素问·灵兰秘典论》载有"心者,君主之官,神明出焉",认为心乃"五脏六腑之大主"。而陈士铎的观点则与之有别,认为"以心为主,此主之所以不明也;主在肾之中,不在心之内",主张"肾中之命门,为十二经之主"。早在《难经·三十六难》中就有记载:"命门者,诸神精之所舍,原气之所系也。"孙一奎在《医旨续余》中也提出"命门……乃造化之枢纽,阴阳之根蒂,即先天之太极,五行由此而生,脏腑以继而成",主张命门乃脏腑之本、生命之源。《景岳全书》亦曰"五脏之本,本在命门",强调"命门为元气之根,为水火之宅,五脏之阴气非此不能滋,五脏之阳气非此不能发"。由此可见命门于人体之重要性。陈士铎在此基础上提出"命门为十二官之主",五脏六腑皆仰望于命门,倚之为根,如《外经微言·命门经主篇》所言"心得命门而神明应物也,肝得命门而谋虑也,胆得命门而决断也,胃得命门而收纳也,脾得命门而转输也,肺得命门而治节也,大肠得命门而传导也,小肠得命门而布化也,肾得命门而作强也"。

（2）指出命门为水火之府，藏先天阴阳：陈士铎认为"命门为水火之府，阴阳之宅也"，主张人虽生于火，却养于水，提出"肾火，无形之火；肾水，无形之水；无形之火偏能生无形之水，故火不藏于火，转藏于水"的观点。另外，陈士铎提出"五脏七腑各有水火，独肾脏之水火处于无形，乃先天之水火……肾独属之先天，实有主以存乎两肾之间也。主者，命门也"。他认为命门与两肾之水火互根互藏、相交既济，为人体水火之源、水火之根。其赋予人身水火于阴阳之概念，于《外经微言·小心真主篇》中提出"阳，火也；阴，水也""命门水火实藏阴阳"，并强调阴阳、水火之间互根互济的特性，提出"阴无阳气则火不生，阳无阴气则水不长""先天之火非先天之水不生，水中补火，则真衰者不衰矣，火中补水，则假旺者不旺矣"的观点。陈士铎认为命门虽属火，却偏居于肾以亲水气，并与水互济互用，"火非水不藏，无水则火沸矣；水非火不生，无火则水绝矣。水与火盖两相生而两相藏也"，并提出"五行得水则润，失水则损"，不再将五行之水火归为相克关系。他有别于历代医家一味重视温补肾阳、命门之火，而是认为"补火必水中求火，泻火必济之以水"。

（3）主张命门之火宜补不宜泻：命门水火乃先天之本，源自父母之精，常患其不足，故命门病证以虚损居多。十二经得命门之火始能生化，若命门之火虚衰则供给十二经之火匮乏，生化失权，故生痼疾。因此，陈士铎提出命门之火宜补不宜泻，且宜温补。由此还提出"修仙之道，无非温养命门耳"，倡导临床应以"温命门""养命门"为养生、治病之关键。同时，陈士铎还强调治疗命门火衰不可一味温补，他认为先天之火非先天之水不生，补火而不济之以水则火益微。《外经微言·命门真火篇》："故命门火微，必须补火，而补火必须补肾，又必兼水火补之，正以命门之火可旺，而不可过旺也。故补火必须于水中补之。水中补火则命门与两肾有既济之欢，分布于十二经亦无未济之害也。"《外经微言·命门经主篇》曰："命门为主，供十二官之取资。其火易衰，其火亦易旺，然衰乃真衰，旺乃假旺。先天之火非先天之水不生，水中补火，则真衰者不衰矣。火中补水，则假旺者不旺矣。"《石室秘录·卷五·十四论命门》曰："此火宜补而不宜泻，宜于水中以补火，尤宜于火中以补水，使火生于水，而还以藏于水也。倘日用寒凉以伐之，则命门之火微，又何能生养十二经耶。"

（4）临床辨治重视命门与其他脏腑及部位的关系：陈士铎认为命门与心和心包、脾胃、肝、膀胱及腰脐之间均存在密切关系。

心、心包之火与命门之火相通。心得命门之火则心火有根。心主之气与命门之气同气相合,相亲不相离。《辨证录·卷之三·血症门》:"心包之火,与命门之火原自相通。"《辨证录·卷之九·疝气门》:"夫心包之火与命门之火一在心,一在肾,二火未常不相通也。人有此二火相通,则寒邪不能侵,二经火衰,寒邪得而中之矣。"因此,陈士铎主张命门与心包同补,常用中药有肉豆蔻、补骨脂、肉桂、附子等,相关方剂有温精毓子丹、安豚丹、温土毓麟汤、助火生土汤等。

脾胃之土必得命门之火始生,命门火衰,火不生土,则脾胃阴寒。若脾胃合说,则命门之火乃先天之火,脾胃之土乃后天之土,先天之火生后天之土。若脾胃分论,则后天火气在心包,先天火气在命门,心包之火生胃土,命门之火生脾土。《石室秘录·卷二·热治法》曰:"盖胃为肾之关,而脾为肾之海。胃气不补命门之火,则心包寒甚,何以生胃土而消其谷食;脾气不补命门之火,则下焦虚冷,何以化其糟粕而生精微。"《石室秘录·卷三·变治法》曰:"盖脾胃之气必得命门之火始生。譬如釜下无火,何以煮爨,未免水冷金寒,结成冰冻,必得一阳初复之气,始解阳和。人身脾胃亦然。"治疗上,陈士铎分为:补命门火以生脾胃土,相关处方有八味丸汤、两生汤;命门与脾胃同补,以去脾胃之阴寒,相关处方有济火神丹、温土消瘕汤、奠土汤、补火散邪汤、火土既济丹。

肝为命门之母,肝木生命门之火。肝中之火与肾中命门之火、心中包络之火,同属相火。《石室秘录·卷三·脏治法》曰:"肾为肝之母,肝又为命门之母也。命门是一身主宰,当生五脏之气,不宜为五脏所生。然而五脏叠为生克。肝既是木,岂木独不可以生命门之火乎?"因此,陈士铎提出命门之火不可独补,必须兼治脾胃,然又不可只治脾胃,木克土,必须制肝,使木不克土,而后以火生之。正如《辨证录·卷之二·腹痛门》所言:"然命门之火不可独补,必须治兼脾胃。火土相合,而变化出焉。然又不可止治其土,盖土之仇者,肝木也,命门助土而肝木乘之,则脾胃之气,仍为肝制而不能发生,必须制肝,使木不克土,而后以火生之。"因此,陈士铎使用相关方剂有肾肝同补汤、八味地黄汤、制肝益火汤等。

膀胱为肾之表,则膀胱通肾中命门之气,命门之火通于膀胱,则膀胱气化功能正常。命门火衰,则膀胱寒不能化水,可用肉桂温补命门以温膀胱。《外经微言·考订经脉篇》曰:"盖膀胱为肾之表,故系连于肾,通肾中命门之气,取其气以归膀胱之中,始能气化而出小便也。"《本草新编·十剂论》曰:"盖膀胱之水,必得命门之火相通,而膀胱始有流通之乐,然则补火正所以滑水,谓非滑之之剂乎？"陈士铎在论治中注重温命门之火以助膀胱气化,相关方剂有辟寒丹、五苓散、八味地黄汤。

命门在腰而对乎脐,腰脐之气通于命门,腰脐为一身之主宰,陈士铎认为："人之初生,先生命门。命门者,肾中之主,先天之火气也。有命门而后生五脏六腑,而脐乃成,是脐又后天之母气也。命门在腰而对乎脐,腰脐为一身之主宰。腰脐利而人健,腰脐不利而人病矣。"他指出命门应与腰脐同治,并提出白术最利腰脐。《本草新编·卷之一·白术》："不知白术最利腰脐。腰疼乃水湿之气浸入于肾宫,故用补剂,转足以助其邪气之盛,不若独用白术一味,无拘无束,直利腰脐之为得。夫二者之气,原通于命门,脐之气通,而腰之气亦利,腰脐之气既利,而肾中之湿气何能久留,自然湿去而痛忽失也。"他使用的相关方剂有荡寒汤、止逆汤、温泉饮、济水汤。

（5）形成补益命门系列药物与方剂：陈氏通过临床实践,形成补益命门系列药物与方剂,在其所著《外经微言》《本草新编》《石室秘录》《辨证录》中均有记载。

归纳起来,补命门药物有淫羊藿、肉桂、补骨脂、附子、胡桃、巴戟天、人参等,其他入命门的药物有阳起石、海马、九香虫、覆盆子、沉香等。直接温补命门的相关方剂有参术附桂汤、逐寒回阳汤、散寒救胎汤、直中阴脏第一方、四神丸、八味丸等；水中补火的相关方剂有引火汤、治下元寒极上喘方、治肾水上泛方、八味地黄汤、直中阴脏第二方、温肾汤、两生汤等。

2. 其他医家对命门学说的发挥

（1）心包络即是命门。清代程知根据《素问·评热病论》"包脉者,属心而络于包中,今气上迫肺,心气不得下通,故月事不来"以及《素问·奇病论》"包络者,系于肾"的记载,于其所著《医经理解·手心主心包络命门辨》中认为,心包络即是命门,其功用为男女精气出入之所,生命由始化生之门。

（2）周省吾整合孙一奎的"动气命门"说与张景岳的"水火命门"说,提出"两肾为命门,命门穴在中间"（《吴医汇讲》）。

（3）魏荔彤提炼了各家的共同要点,提出"命门主寿夭",并作为虚证的内因。

（4）王应奎的"命门散毒假说"。清代王应奎在《柳南随笔续笔卷二·种痘》中提出命门散毒假说,认为痘本胎毒,种痘后痘苗由肺窍鼻孔入,由上而下,"直贯命门,引毒而出,无使内状,亦法之至善者也"。以种痘引命门火来解释种痘获得性免疫的功效,这是对赵献可君主命门火之"主气"理论的运用。

（5）还有一些医家在各自的著作中（如徐大椿《医学源流论》、张璐《本经逢原》、程杏轩《医述》、叶霖《难经正义》、何梦瑶《医碥》、程知《医经理解》、陈修园《医学实在易》《医学三字经》、唐容川《医经精义》、吴师机《理瀹骈文》、徐灵胎《难经经释》、黄宫绣《本草求真》、郑钦安《医理真传》、林珮琴《类证治裁》、日本丹波元简《杂病广要》等），又分别从命门功用、药物研究、病证治疗以及命门与其他脏腑的相互关系等方面,进一步对该学说加以演绎及探讨,为命门学说的发展注入了新活力、增添了新内容。

3. 清代医家对命门学说的批判　命门学说由盛转衰始于清代初期经典杂病派的出现,代表人物有徐灵胎、尤怡、陈修园等,他们大多排斥命门水火等金元以后的学说。这一学派的出现促使医家对命门学说进行反思,命门学说逐渐由盛转衰。

明代赵献可在《医贯》中把命门的作用比喻为走马灯中火的作用,清代徐灵胎则认为"五脏六腑各有生气岂专恃命灯耶?"而清代叶天士《景岳全书发挥》则对张景岳独重命门之说持有不同意见,认为"后天之本在脾胃,有生之后惟以脾胃为根本,资生之本,生化之源,故人绝水谷则死,精血亦饮食化生"。赵献可突出"命门"的治疗,主张以"养火"为主,他认为"命门为人身之君,养身者既不知撙节,致戕此火,以至于病;治病者复不知培养此火,反用寒凉以贼之,安望其生",而此论亦为诸家所诟病。

叶天士在《景岳全书发挥》中指出:"温养两字不可作热药之旨,当以真阴养之。""'温'字,乃温养之意,非同热药之谓。"何梦瑶在《医碥·命门说》指出:"赵献可谓命火乃先天之元阳,肾水乃先天之元阴,为生命之根本,治病必须求本之说,若遵其说而用之,败证效诚如神,若初起而遵以此投之,则谬矣。"何梦瑶认为:"初病止伤其后天之血气,未遽累及先天之水火,故热之则寒消,寒之则热退,随手立应,何必他求,乃在去其邪而遽补其正,有不迁延时日坐失良机者何哉!"

尤在泾在《医学读书记》中倡导古医学,即"夫治病犹治国也,治国者必审往古理乱之事迹,与正治之得失,而后斟之以时,酌之以势,从而因革之。治病者必知前哲察病之机宜与治疗之方法,而后合之气体,辨之方土,从而损益之。盖未有事不师古而有济于今者,亦未有言之无文而能行之远者"。再如,陈修园亦认为"医门之仲师即儒宗之宣圣,凡有阐扬圣训者则遵之,其悖者则贬之,障川东流,功在吾辈"。

三、小结

明清时期,受当时社会文化、经济、教育制度等影响,同时在道教内丹学、宋明理学等启发下,命门学说研究进入一个崭新的阶段。

本时期的研究成果,使命门学说不仅有了系统的理论体系,而且有了比较完善的理法方药。命门的地位被提升到五脏六腑之上,称之为十二经、十二官的"君主";有关命门病证的治疗,亦较以往完善。明代是命门学说的兴盛期,众多医家能集前人之大成,从理、法、方、药诸方面使命门学说逐渐完善。清代医家对命门学说的贡献是把它运用到临床实践与养生保健中。

清代医家对命门学说的反思和批判,对命门学说的发展有一定的影响。但总体来说,明清时期是命门学说的成熟期,不仅推动了命门学说走向高峰,也促进了命门学说在临床的应用与发展,为治疗某些疾病提供了新思路,其取得的成就是不可否认的。

第五节　命门考证

一、规范名

【汉文名】命门。
【英文名】vital gate。
【注释】人体生命的根本,先天之气蕴藏所在,气化的本源。

二、定名依据

"命门"一词,最早见于《灵枢·根结》:"命门者,目也。"意指眼睛和睛明穴。将命门作为内在脏器提出则始于《难经》,如三十六难:"其左者为肾,右者为命门。"而《黄庭经》明确记载命门的部位有两处,即指脐(脐周)和鼻。可见,命门并不是对人体某一具体器官和部位的专称。

隋代杨上善《黄帝内经太素》首次将命门之气与肾间动气联系起来。金代刘完素在《素问玄机原病式·六气为病》载:"右肾命门小心,为手厥阴包络之脏",对"命门"部位的论述较为明确。明代虞抟则在《医学正传》中明确提出"愚意当以两肾总号为命门"。赵献可在《医贯·内经十二官论》认为两肾之间为命门,并对命门的功能详加阐述。又将小心视为命门,"为真君真主,乃一身之太极,无形可见"。意将命门置于十二脏腑之外,其特点是无形可见。孙一奎在《医旨绪论·命门图说》中认为:"命门乃两肾中间之动气,非水非火。"张景岳在《类经附翼·真阴论》中说:"命门居两肾之中,即人身之太极,由太极生两仪,而水火具焉,消息系焉,故为受生之初,为性命之本。"清代医家所论命门大多沿用明代之说,如陈士铎《外经微言》、徐大椿《医贯砭》、唐容川《医经精义》等。

据上所述,各医家对"命门"概念的涵延性认识集中于命门的定位之中,虽对命门的位置及含义表述不一致,但多从生命之源的角度去认识,即命门为"生命之门"。"命门"是人体生命的根本,先天之气蕴藏所在,气化的本源。因此,"命门"作为规范名,能确切地反映术语的内涵,也便于达成共识,符合术语定名的约定俗成原则。

中华人民共和国国家标准《中医基础理论术语》《中医药常用名词术语辞典》《中医辞海》《中医大辞典》等辞书类著作以及中医药教材如《中医基础理论》等均以"命门"作为规范名。用于中医药学文献标引和检索的《中国中医药学主题词表》也以"命门"作为正式主题词。这些均说明"命门"作为规范名称已成为共识。

由全国科学技术名词审定委员会审定公布的《中医药学名词》也以"命门"作为规范名。全国科学技术名词审定委员会是经国务院授权,代表国家审定、公布科技名词的权威性机构,经其审定公布的名词具有权威性和约束力。因此,"命门"作为规范名也符合术语定名的协调一致原则。

三、同义词

未见。

四、源流考释

命门一词始载于《黄帝内经》。如《灵枢·根结》："太阳根于至阴,结于命门,命门者目也。"据经文分析,意指眼睛和睛明穴,此论从生命活动表现于眼目上论述命门。其后《难经》赋予命门新的概念和内涵,如《难经·三十六难》:"肾两者,非皆肾也,其左者为肾,右者为命门。命门者,诸神精之所舍,原气之所系也;男子以藏精,女子以系胞。"《难经·三十九难》:"肾有两脏也,其左为肾,右为命门,其气与肾通。"说明命门的生理功能一是藏精,二是精神之舍。并由此发端右肾为命门之说。可见,"命门"一词的发挥和重视首推《难经》,其后医家沿用该书记载,以"命门"为正名记载本词,如晋代王叔和《脉诀琼璜·脉赋》:"肾有两枚,分居两手尺部,左为肾,右为命门。"

魏晋佚名《黄庭经》明确记载命门的部位有两处,即脐(脐周)和鼻。如《黄庭经集释·外景经注》"后有幽阙前命门"句,唐代梁丘子注:"命门者,及脐下也。"务成子注:"肾为幽阙目相连,脐为命门三寸。"再如,"将使诸神开命门"和"三府相得开命门"两句,梁丘子注:"鼻引真气,昼夜绵绵,鼻为天根。""命门者,鼻也。开通阴阳,会和耳目,故令聪明也。"更应指出的是,梁丘子在"闭塞命门保玉都"注中说:"人生系命于精约。"务成子在"将使诸神开命门"注中说:"一名大神,万物之先……出入命门。"可见,《黄庭经》中命门有主呼吸和精气出入(包括藏精)的功能。另外,命门之神说也见于《黄庭经·内景经》,是指生殖之神。如《黄庭经集释·内景经注》:"或精或胎别执方,桃孩合延生华芒。男女回九有桃康,道父道母对相望。"梁丘子解释"桃康"或"桃孩"就是命门之神,主生殖而兼具阴阳二性。由此可知,《黄庭经》中的命门还具有主生殖之神的功能。总之,《黄庭经》有关命门的论述,体现出道教对命门位置和功能的定位。

隋代杨上善首次将命门之气与肾间动气联系起来。如《黄帝内经太素·卷十一》:"人之命门之气,乃是肾间动气,为五脏六腑十二经脉性命根,故名为原。"而《黄帝内经太素·卷十》曰:"肾为命门,上通太阳于目,故目为命门。"清晰地阐明"肾—命门—目"的相关性。

宋金元时期,医家不但对《难经》"右肾为命门"提出质疑,而且发展了"右肾命门出相火"论。如宋代朱肱《类证活人书·卷第二·脉学图》分"男子以右肾为命门,女子以左肾为命门"。金代刘完素《素问病机气宜保命集·病机论》云:"左肾属水,男子以藏精,女子以系胞;右肾属火,游行三焦,兴衰之道由于此,故'七节之旁,中有小心',是言命门相火也。"对"命门"部位的论述较为明确。金代张元素《脏腑标本寒热虚实用药式》云:"命门为相火之原,天地之始,藏精生血……主三焦元气。""三焦为相火之用,分布命门元气,主升降出入,游行天地之间,总领五脏六腑,荣卫经络,内外上下左右之气,号中清之府。"张元素跨越了"心包络",而把相火与命门、三焦直接联系起来,较刘完素之论更为浅显,易于接受。

时至明代,医家对"命门"的认识更加深入。虞抟在《医学正传·医学或问》中明确提出了"两肾总号为命门"。赵献可首推"两肾之间为命门",如《医贯·内经十二官论》:"命门即在两肾各一寸五分之间……七节之旁,中有小心是也,名曰命门,是真君真主,乃一身之太极,无形可见,两肾之中,是其安宅也……可见命门为十二经之主。"此说意将命门置于十二经之外,其特点是无形可见。他还认为,命门即是真火,主持一身阳气,如"余有一譬焉,譬之元宵之鳌山走马灯,拜者舞者飞者走者,无一不具,其中间唯是一火耳。火旺则动速,火微则动缓,火熄则寂然不动……夫既曰立命之门,火乃人身之至宝"。孙一奎认为《难经·八难》所说的肾间动气即是命门,他在《医旨绪余·命门图说》中认为,命门在两肾中间,为非水非火,是元气发动之机,是造化之机枢而已。而张景岳认为命门之中具有阴阳、水火两气,从而发挥对全身的滋养、激发作用。如《景岳全书·命门余义》指出:"命门为元气之根,为水火之宅。五脏之阴气非此不能滋,五脏之阳气非此不能发,而脾胃中州之气,非此不能生。"他在《质疑录·论右肾为命门》中还说:"命门居两肾之中,而不偏于右,即妇人子宫之门户也。"指出命门即是子宫。同时,在《类经附翼·三焦包络命门辨》中又言:"男之施由此门而出,女之摄由此门而入,及胎元既足复由此出,其出其入,皆由此门,谓非先天立命之门户乎?"此命门有生命产生门户之意。李时珍《本草纲目·胡桃》云:"命门……其体非脂非肉,在两肾之间,二系著脊。"认为命门是介于肾间的非脂非肉的膜性组织。

据上可知,明代大多医家从不同角度进一步诠释与发挥了命门为生命之源、生命之门、先天之本的原义,使"命门"一词的涵延性更加清晰与突出。同时,也有从实质脏器角度定位命门的论述。

清代医家受明代命门学说的影响,对"命门"一词仍有较多提及和论述。

如陈士铎《外经微言》中有10篇94处提及"命门",其中"命门真火""命门经主""小心真主"为专题阐述。如《命门真火篇》云:"命门水火,虽不全属于肾,亦不全离乎肾也……肾中之水火则属先天。"《命门经主篇》云:"肾中之命门,为十二经之主也……故心得命门而神应物也,肝得命门而谋虑也,胆得命门而决断也……是十二经为主之官,而命门为十二官之主,有此主则十二官治。"《小心真主篇》云:"命门者,水火之源。水者,阴中之水也;火者阴中之火也……故命门之火谓之原气,命门之水谓之原精,精旺则体强,气旺则形壮……小心即命门也……小心在心之下,肾之中。"据上可知,《外经微言》突出命门与肾中之先天水火是生命的根源。命门为人体十二脏腑生成的根本,并赋予十二脏腑功能活动的原动力。再如,"故补火必须于水中补之""命门……先天之火非先天之水不生,水中补火,则真衰者不衰矣,火中补水,则假旺者不旺矣。"说明相对于火,更加强调水的作用。

《外经微言》"肾命水火"理论既继承了明代赵献可等医家之说,又不断加以发挥。徐大椿《医贯砭》阐释命门沿用虞抟之论,他在《难经经释·三十六难》注说:"愚谓命门之义,惟冲脉之根柢足以当之。"认为冲脉可称为命门。唐容川在《中西汇通医经精义》中说:"两肾属水,中间肾系属火,即命门也。"又"肾中有油膜一条,贯于脊骨,是为肾系。"喻嘉言更是提出"右肾之窍,后通命门"之论,如《寓意草》云:"肾有两窍,左肾之窍,从前通膀胱,右肾之窍,从后通命门。"可以看出,清代医家也试图将命门定义为某一脏腑器官,但是多背离了明代对命门认识的真谛。

现代大多数著作沿用《黄帝内经》《难经》的记载以"命门"作为规范名。《中国中医药学主题词表》也以"命门"作为正式主题词,说明将"命门"作为规范名称已成为共识。

总之,"命门"一词,历代医家对其部位和功能的认识虽有分歧,但他们对命门的重要生理功能是没有异议的,即作为"命门"之名,有生命的关键之意,它是人体生命的根本,先天之气蕴藏所在,气化的本源。故以"命门"为规范名已达成共识。

五、文献辑录

《灵枢·根结》:"太阳根于至阴,结于命门,命门者目也。"

《难经·三十六难》:"肾两者,非皆肾也,其左者为肾,右者为命门。命门者,诸神精之所舍,原气之所系也;男子以藏精,女子以系胞,故知肾有一也。"

《难经·三十九难》:"肾有两脏也,其左为肾,右为命门。命门者,精神之所舍也,男子以藏精,女子以系胞,其气与肾通。"

《脉诀琮璜·脉赋》:"肾有两枚,分居两手尺部,左为肾,右为命门。"

《黄庭经集释·外景经注》:"后有幽阙前命门。"唐代梁丘子注:"命门者,及脐下也。"务成子注:"肾为幽阙目相连,脐为命门三寸。"对"将使诸神开命门和三府相得开命门"句,梁丘子注:"鼻引真气,昼夜绵绵,鼻为天根。""命门者,鼻也。开通阴阳,会和耳目,故令聪明也。"对"闭塞命门保玉都"句,梁丘子注:"人生系命于精约。"对"将使诸神开命门"句,务成子注:"一名大神,万物之先……出入命门。"

《黄庭经集释·内景经注》:"或精或胎别执方,桃孩合延生华芒。男女回九有桃康,道父道母对相望。"梁丘子注:"桃孩,阴阳神名,亦曰伯桃……谓阴阳之气不衰也。男女合会,必存三丹田之法。桃康,丹田下神名,主阴阳之事……故曰有桃康。"

《黄帝内经太素·卷第十一》:"人之命门之气,乃是肾间动气,为五脏六腑十二经脉性命根,故名为原。"卷第十:"肾有二枚,在左为肾,在右为命门,肾以藏志,命门藏精,故曰肾藏精者也。"

《类证活人书·卷第二》:"男子以右肾为命门,女子以左肾为命门。"

《素问病机气宜保命集·病机论》:"左肾属水,男子以藏精,女子以系胞;右肾属火,游行三焦,兴衰之道由此,故'七节之旁,中有小心',是言命门相火也。"

《脏腑标本寒热虚实用药式》云:"命门为相火之原,天地之始,藏精生血……主三焦元气。""三焦为相火之用,分布命门元气,主升降出入,游行天地之间,总领五脏六腑,荣卫经络,内外上下左右之气,号中清之府。"

《医学正传·医学或问》:"夫两肾固为真元之根本,性命之所关,虽为水脏,而实有相火寓乎其中,象水中之龙火,因其动而发也。愚意当以两肾总号为命门……若独指乎右肾为相火,以为三焦之配,尚恐立言之未精也,未知识者以为何如?"

《本草纲目·胡桃》:"命门……其体非脂非肉,在两肾之间,二系著脊。"

《医旨绪余·命门图说》:"命门乃两肾中间之动气,非水非火,乃造化之枢纽,阴阳之根蒂,即先天之太极。五行由此而生,脏腑以继而成。"

《质疑录》:"命门居两肾之中,而不偏于右,即妇人子宫之门户也。子宫者,肾脏藏精之府也。"

《类经附翼·三焦包络命门辨》:"男之施由此门而出,女之摄由此门而入,及胎元既足复由此出,其出其入,皆由此门,谓非先天立命之门户乎?"

《景岳全书·命门余义》:"命门为元气之根,为水火之宅。五脏之阴气非此不能滋,五脏之阳气非此不能发。又曰:命门为精血之海,脾胃为水谷之海,均为五脏六腑之本。"

《医贯·内经十二官论》:"命门即在两肾各一寸五分之间。《黄帝内经》曰'七节之旁,中有小心'是也,名曰命门,是真君之主,乃一身之太极,无形可见,而两肾之中,是其安宅也。"又曰:"余有一譬焉,譬之元宵之鳌山走马灯,拜者舞者飞者走者,无一不具,其中间唯是一火耳。火旺则动速,火微则动缓,火熄则寂然不动。欲世之养身者治病者,的以命门为君主,而加意予火之一字,夫既曰立命之门,火乃人身之至宝,何世之养身者,不知保养节欲,而日夜戕贼此火,既病矣。治病者,不知温养此火,而日用寒凉,以直灭此火,焉望共有生气耶。"又曰:"命门君主之火,乃水中之火,相依而永不相离也。"

《外经微言·命门真火篇》:"命门水火,虽不全属于肾,亦不全离乎肾也……肾中之水火则属先天……故补火必须于水中补之,水中补火,则命门与两肾有既济之欢,分布于十二经,亦无未济之害也。"

"命门经主篇":"肾中之命门,为十二经之主也……故心得命门而神应物也,肝得命门而谋虑也,胆得命门而决断也……是十二经为主之官,而命门为十二官之主,有此主则十二官治。"

"小心真主篇":"命门者,水火之源。水者,阴中之水也;火者阴中之火也……故命门之火谓之原气,命门之水谓之原精,精旺则体强,气旺则形壮……小心即命门也……小心在心之下,肾之中。"

《难经经释·三十六难》:"愚谓命门之义,惟冲脉之根柢足以当之。"

《医贯砭·十二官论》:"两肾俱属水,左为阴水,右为阳水。以右为命门非也,命门在两肾中。"

《寓意草》卷四"论顾鸣仲痞块瘤疾根源及治法":"肾有两窍,左肾之窍,从前通膀胱,右肾之窍,从后通命门。"

《中西汇通医经精义》上卷"五脏所属":"两肾属水,中间肾系属火,即命门也。""肾中有油膜一条,贯于脊骨,是为肾系(三焦之源)……即命门也。"

《中医基础理论术语》:"命门:人体生命的根本,气化的本源,与肾的功能密切相关。"

《中医辞海》:"命门:①基础理论名词。有生命的关键之意。是先天之气蕴藏所在,人体生化的来源,生命的根本。命门之火体现肾阳的功能。《难经三十六难》:'命门者,诸神精之所舍,原气之所系也,男子以藏精,女子以系胞。'命门有二说:其一指右肾,如《难经·三十六难》:'肾两者,非皆肾也,其左为肾,右者为命门。'其二指两肾,具体体现于两肾之间的肾间动气(虞抟《医学正传》)。②两眼睛明穴部位的别称。《灵枢·根结》:'太阳根于至阴,结于命门。命门者,目也。'"

《中国中医药主题词表》:"命门(肾间动气):属形体官窍。命门是先天精气蕴藏所在,人体生化的来源,生命的根本。具有男子藏精、女子系胞的功能。命门之火,即人体之真阳;命门之水,即人身之真阴。关于命门的具体部位,其说有四:①右肾,见《难经·三十六难》。②两肾,见《医学正传》。③两肾之间,见《医贯·内经十二官论》。④肾间动气,见《医旨绪余·命门图说》。"

《中医药常用名词术语词典》:"命门:①五脏。见《难经·三十六难》。与肾有关的生命之本源。命门是先天精气蕴藏所在,人体生化的来源,生命的根本。具有男子藏精、女子系胞的功能。命门之火,即人体之真阳;命门之水,即人体之真阴。②关于命门的具体部位,其说有四:a. 右肾,见《难经·三十六难》。b. 两肾,见《医学正传》。c. 两肾之间,见《医贯·内经十二官论》。d. 肾间动气,见《医旨绪余·命门图说》……③官窍。目。出《灵枢·根结》等篇。"

《中医大辞典》:"命门:①有生命的关键之意。是先天之气蕴藏所在,人体生化的来源,生命的根本。命门之火体现肾阳的功能,包括肾上腺皮质功能。《难经·三十六难》:'命门者,诸神精之所舍,原气之所系也,故男子以藏精,女子以系胞。''肾两者,非皆肾也,其左为肾,右者为命门。'此为右为命门之说,后又有肾间动气命门说等其他说法,未能统一……④两眼睛明穴位的别称。《灵枢·根结》:'太阳根于至阴,结于命门。命门者,目也。'"

《中医药学名词》:"命门:人体气化的本源,生命的根本。"

《中医基础理论》:"古代医家之所以称之'命门',无非是想强调肾中阴阳的重要性,'命门'即'生命之门'。"

参考文献

[1] 王烨燃,赵宇平,马晓晶,等.浅析中医药文化的核心内涵[J].中医杂志,2017,58(12): 991-995.

[2] 张丽霞,高健生,张兆康,等.儒家思想与中医学临证思维模式[J].中国中医基础医学杂志,2017,23(8):1090-1091.

[3] 马清翠,路玉良.浅论道家在中医学形成和发展中的影响[J].中医学报,2010,25(2): 242-243.

[4] 佟晓洁,鲍晓东.墨家思想与中医学的关联性[J].江西中医学院学报,2008(4):6-9.

[5] 林明欣,黄宏羽,周海,等.以孙子"战机"论中医"病机"[J].中华中医药杂志,2019,34 (2):560-563.

[6] 孟庆云.《周易》对中医理论的三次影响[J].中医研究,1991(2):1,7-10.

[7] 李智慧.基于道教内丹学的中医命门研究[D].济南:山东中医药大学,2017.

[8] 刘亚楠,纪立金,周丽.以玄象思维解析命门学说[J].时珍国医国药,2019,30(6): 1444-1445.

[9] 陈蓉.浅谈《难经》之命门理论[J].中国民族民间医药,2016,25(10):139.

[10] 陈玉峰,郑洪新.论中医"精""神"一体观[J].辽宁中医药大学学报,2012,14(5): 86-89.

[11] 于玲."心主神明"与"脑主神明"溯源[J].山东中医药大学学报,2014,38(4): 328-330.

[12] 于惠青,于俊生."神精间病"初探[J].山东中医药大学学报,2014,38(4):306-308.

[13] 李智慧,王小平.中医原气探析[J].北京中医药大学学报,2019,42(9):709-712.

[14] 郭晓东,曲道炜,郑洪新.肾精命火命门新论[J].中国中医基础医学杂志,2013,19(5): 481,485.

[15] 施雨,万文蓉.从"卫气出下焦"探讨命门穴调节机体免疫机制及临床运用[J].云南中医中药杂志,2016,37(10):13-16.

[16] 孟乃昌.命门学说新考——在两千年的争衡中形成[J].山西中医,1988,4(4):24-26.

[17] 李瑞,鲁兆麟.命门位置争鸣的思考[J].中国医药学报,2003,18(11):651-654.

[18] 朱邦贤.中医各家学说[M].北京:人民卫生出版社,2012:15-16.

[19] 徐湘亭.辨《黄帝内经》和《难经》所称"命门"的差别[J].上海中医药杂志,1985(9):39.

[20] 烟建华.中医肾命正论——兼评肾命无差别说[J].中国中医基础医学杂志,2016,22 (9):1145-1147.

[21] 姜元安.《黄帝内经》《难经》命门概念源流之文献考辨[J].环球中医药,2015,8(4):

436-438.

［22］蔡明宗,张家维,林昭庚.丹田即是命门[J].台湾中医临床医学杂志,2007,13(2):163-169.

［23］陆广莘.命门学说源流考[J].中国中医基础医学杂志,1997,3(3):3-7.

［24］孟乃昌.命门学说新考(续一)——在两千年的争衡中形成[J].山西中医,1988,4(5):14.

［25］钱泽南.黄帝内经太素学术思想研究[D].北京:北京中医药大学,2014.

［26］张敬文,鲁兆麟.孙思邈对道家内丹养生学发展的贡献[J].中华中医药学刊,2007,25(6):1205-1206.

［27］何丽春.道家思想对王冰的影响[J].新中医,1996(11):54-55.

［28］张巧霞,郑立柱.宋代理学思想对后世医学的影响[J].河北学刊,2013,33(3):172-175.

［29］胡素敏.命门学说发生学探究[J].江西中医学院学报,2005,17(2):16-18.

［30］林殷,鲁兆麟.从《黄帝内经太素》论杨上善对命门学说的贡献[J].北京中医药大学学报,2003,26(4):14-16.

［31］李经纬.孙思邈生卒年代考[J].中医杂志,1963(3):36-37.

［32］严善馀,卢声远.试论孙思邈的养生学术思想[J].中国自然医学杂志,2003,5(1):44-45.

［33］张敬文,鲁兆麟.孙思邈对命门学说发展的贡献[J].四川中医,2007,25(2):40-41.

［34］曾勇,李文海.王冰学术思想探讨[J].辽宁中医杂志,1984(10):42-44.

［35］孙兆林.略论杨上善与王冰阴阳观[D].济南:山东中医药大学,2014.

［36］虞胜清.试论许叔微的脾肾观[J].江西中医药,1993,24(1):56-57.

［37］张家玮.命门学说源流考[J].北京中医药大学学报,2002,25(1):8-10.

［38］严世芸.许叔微的脾肾观[J].上海中医药杂志,1982(2):24-26.

［39］李宁,王寅,张晓琳.窦材的扶阳学术思想探讨[J].中医药导报,2015,21(7):19-21.

［40］王磊,李学武,张莉.艾灸疗法作用机理国内外研究进展[J].中国针灸,2001,21(9):56-59.

［41］孟繁洁.陈无择学术思想阐微[J].天津中医学院学报,1997,16(2):2-3.

［42］刘晓庄.略论严用和的脾肾观[J].江西中医药,1987(5):3-4,9.

［43］蒯仂,吴人杰,邹纯朴.《太极图说》与"命门"学[J].中国中医基础医学杂志,2017,23(3):297-298.

［44］姚春鹏.理学太极论与后期中医学基本理论的嬗变[J].周易研究,2009(2):86-96.

［45］王维广,陈子杰,王慧如,等.命门学说理论框架变迁及其原因的历史考察[J].北京中医药大学学报,2016,39(8):624-629.

[46] 杜晓明."相火、命门"述略[J].中国中医基础医学杂志,2009,15(10):734-735.

[47] 丁光迪.金元医家论命门[J].安徽中医学院学报,1982(4):40-43.

[48] 陈芳,江道斌.李东垣与朱丹溪相火论之比较[J].中国中医基础医学杂志,2016,22
(3):305-306,331.

[49] 杨石,张胜.《外经微言》学术思想探讨[J].成都医药,2003(2):101-102.

[50] 许敬生,耿良.道教内丹理论对明清中医养生学的影响[J].江西中医学院学报,2005,
14(4):19-24.

[51] 何振中.论道教内丹学思想对明清中医水火学说的影响[D].福州:福建师范大学,
2007.

[52] 张家玮.宋明理学对命门学说形成的影响[J].北京中医药大学学报,2003,26(1):
1-3.

[53] 宋佳,赵艳,傅延龄.明代中医学发展的社会文化背景概述[J].安徽中医学院学报,
2013,32(5):4-7.

[54] 陈根成.命门精解与临床应用[M].广州:广东科技出版社,2014:46-51.

[55] 朱祥麟,朱寒阳.论李时珍的肾间命门及鼻为命门之窍说[J].中国中医基础医学杂
志,2005,11(8):617-619.

[56] 孟庆云.命门学说的理论源流及实践价值[J].中国中医基础医学杂志,2007,12(7):
483-485.

[57] 张宇鹏.略论明代命门三家学说[J].现代中医药,2011,31(1):45-48.

[58] 李芳菲,钱会南.孙一奎对《难经》命门学说的继承与发挥[J].环球中医药,2018,11
(8):1216-1218.

[59] 徐小玉,叶新苗.张景岳对命门学说的贡献[J].辽宁中医药大学学报,2011,13(8):86-
88.

[60] 刘璐.陈士铎脏腑理论特色及其临床运用的研究[D].北京:北京中医药大学,2015.

[61] 佚名.黄帝内经素问[M].田代华整理.北京:人民卫生出版社,2005:17.

[62] 秦越人.难经[M].北京:科学技术文献出版社,1996:21,23.

[63] 张世贤.王叔和脉诀琼璃五卷[M].镌图注.刻本.建阳:存德堂,1606(万历三十四年).

[64] 梁丘子,等注.黄庭经集释[M].北京:中央编译出版社,2015:86,134,153,160,162,
183.

[65] 杨上善.黄帝内经太素[M].北京:人民卫生出版社,1965:157,176.

[66] 朱肱.类证活人书[M].唐迎雪点校.天津:天津科学技术出版社,2003:20.

[67] 刘完素.素问病机气宜保命集[M].鲍晓东校注.北京:中医古籍出版社,1998:40.

[68] 张元素.脏腑标本虚实寒热用药式校释[M].吴凤全,等校释.北京:中医古籍出版社,
1994:100,109.

[69] 虞抟. 医学正传[M]. 郭瑞华点校. 北京：中医古籍出版社，2002：11-12.

[70] 赵献可. 医贯[M]. 北京：人民卫生出版社，1959：3-4.

[71] 孙一奎. 医旨绪余[M]. 北京：中国中医药出版社，2008：8.

[72] 张景岳. 景岳全书[M]. 北京：中国中医药出版社，1994：30.

[73] 张景岳. 类经图翼 类经附翼 质疑录[M]. 太原：山西科学技术出版社，2013：256，296.

[74] 李时珍. 本草纲目[M]. 南昌：二十一世纪出版社，2014：187.

[75] 陈士铎. 外经微言[M]. 北京：中国医药科技出版社，2011：43，44-45，47.

[76] 刘洋. 徐灵胎医学全书[M]. 北京：中国中医药出版社，1999：27，82.

[77] 唐容川. 唐容川医学全书[M]. 太原：山西科学技术出版社，2016：14.

[78] 喻嘉言. 寓意草[M]. 上海：上海科学技术出版社，1959：69.

[79] 中医药学名词审定委员会. 中医药学名词[M]. 北京：科学出版社，2005：24.

[80] 中医基础理论术语[M]. 北京：中国标准出版社，2006：17.

[81] 李振吉. 中医药常用名词术语辞典[M]. 北京：中国中医药出版社，2001：227.

[82] 袁钟，图娅，彭泽邦，等. 中医辞海：中[M]. 北京：中国医药科技出版社，1999：438.

[83] 李经纬，余瀛鳌，蔡景峰. 中医大辞典[M]. 北京：人民卫生出版社，1995：1071.

[84] 吴兰成. 中国中医药学主题词表[M]. 北京：中医古籍出版社，2008：500-587.

[85] 李德新. 中医基础理论[M]. 北京：人民卫生出版社，2011：248-249.

第一节 《外经微言》全书概览

《外经微言》著者为陈士铎,约成书于1687年(清康熙二十六年),全书9卷,每卷9篇,共81篇。据《全国中医图书联合目录》记载,有清嘉庆二十年乙亥(1815年)静乐堂抄本和中医古籍出版社清嘉庆二十年静乐堂抄本的影印本两种。20世纪50年代,在天津市卫生职工医院图书馆发现陈士铎口述手抄本,1984年由中医古籍出版社出版。本文以此为蓝本,对《外经微言》的相关内容进行研究,重点阐发其中的命门学说。

一、《外经微言》书名解析

研究《外经微言》,首先要"正名",对书名进行解析,进而探寻其中蕴含的深意,这对理解本书编纂的时代背景以及相关内容非常重要。《论语·子路》指出:"名不正则言不顺,言不顺则事不成",亦蕴此意。

(一)"外经"的含义

《说文解字》曰:"外,远也。""外"的本义是外部,是与"内"相对而言。《说文解字》曰:"经,织也。""经"的本义是织布机上的纵线。在《经典释文》中,陆德明于《易经》"上经"下注曰:"经者,常也,法也。"在中华文化中,"经"意味着永恒不变,是规律与典籍的统一。

经典虽有分内、外经的传统,但二者同等重要。如《汉书·艺文志》记载"黄帝内经十八卷,外经三十七卷;扁鹊内经九卷,外经十二卷;白氏内经三十八卷,外经三十六卷,旁篇二十五卷。右医经七家"等。由此可知,在西汉时,《黄帝外经》已被列入"医经七家",其地位与重要性可见一斑。

《黄帝内经》位列"四大经典"之首,为"言医之祖"。但"外经三十七卷"已佚,具体内容不得而知。可以肯定的是,两者都是中医学理论体系的重要组成部分,但两者研究的内容与侧重点有所不同。

《黄帝内经》重点论述五脏六腑等相关内容,陈士铎《外经微言》重点阐发命门、三焦、丹田等内容。据此推断,本书或为探赜已佚的《黄帝外经》经旨,以补《黄帝内经》言而未尽、言而未详之论的"补遗"之作,并希望与之互为羽翼,共同揭示人体生理病理奥秘,指导中医临床诊疗。这或许是陈士铎编著《外经微言》的动机所在。

(二)"微言"的含义

《说文解字》曰:"微,隐行也。""微"的本义是隐蔽、隐匿,引申为精妙深奥。《易经·系辞传》"知微知彰"之载,晋代葛洪《抱朴子·任命》"道邈远而不究,言无微而不研"之论都是此意。《说文解字》中论述"言":"直言曰言,论难曰语。"此"微言"是指精深微妙的言辞或著作。

中华文化非常重视对"微言大义"的阐发,这是研究学问的重要目标。诚如晋代葛洪《抱朴子·勖学》所言:"故能究览道奥,穷测微言,观万古如同日,知八荒若户庭。"这是避免"及夫子没而微言绝,七十子卒而大义乖"(汉代刘歆《移书让太常博士》)之憾的重要举措。

本书用"微言"命名有两种含义:一是以阐发先贤的微言大义为宗旨;二是自谦,表示自己人微言轻,一己之见,微不足道。从这两个含义去理解本书,似乎更能体悟到陈士铎的一语双关,用心良苦。

(三)《外经微言》蓝本

本研究所据蓝本现藏天津市卫生职工医学院图书馆,前无序,后无跋,封皮残缺,印章模糊难辨。卷首有"岐伯天师传,山阴陈士铎号远公又号朱华子述"字样,书末朱题"嘉庆二十年静乐堂书",经专家鉴定为清代精抄本。嘉庆八年编纂的《山阴县志》载:"陈士铎,邑诸生,治病多奇中,医药不受人谢,年八十余卒",其中谈到所著有《外经微言》等书行世。此外,陈士铎在《辨证录·凡例》中指出:"岐天师传书甚富,而《外经》一篇尤奇,篇中秘奥,皆采之《外经》,精鉴居多,非无本之学也。铎晚年尚欲笺释《外经》,以求正于大雅君子也。"

研读以上文字可知,陈士铎所言的《外经》由岐伯传授,而《外经微言》是陈士铎晚年"笺释《外经》"之作,并非凭空杜撰臆造,而是有明确的传承,其所言的"笺释",即注释、阐发之意。全书分9卷,每卷分9篇,共合81篇之数,暗合《素问》《灵枢》之数,这也为《外经微言》系基于《黄帝内经》阐发《外经》理论的著作提供佐证。

(四) 关于《外经微言》的思考

《古代医籍考》指出,《黄帝内经》《外经》"犹《易》内外卦,《春秋》内外传、《庄子》内外篇及《韩非》内外诸说",有内无外,即非全书;《汉书·艺文志》有"《外经》书名,内与外只是区别相对而言"。由是观之,《黄帝内经》《外经》原本一体,分则为二,合而为一。

就《黄帝内经》与《外经》两部经典而言,《黄帝内经》相对直观具体,自然备受中医学者青睐;而《外经》"一编尤奇",加上篇中多有"秘奥",非才高识妙者难以窥其门径,故研究者少,逐渐被边缘化乃至失传也在意料之中。陈士铎晚年著《外经微言》以阐发《外经》的微言大义或源于此。尽管本书从语言、文字及学术严谨性等综合考察评价,均不能与《黄帝内经》同日而语,也可断言亦不能和《黄帝内经》相提并论,但本书在补充阐发《黄帝内经》"隐而不论"或"论而不详"之处,厥功甚伟。其中尤以"命门学"说为代表。

《黄帝外经浅释》指出:"期盼当代的有心人能像王冰、史崧那样,对《外经》的研究下一番苦功,搜集更多的资料,进行鉴别、整理,使《外经》更加完善,使内、外二经珠联璧合,惠及当代,造福人类。"庶几可以使《黄帝内经》《外经》合璧,造福苍生。

二、《外经微言》主要内容

根据《全国中医图书联合目录》记载,《外经微言》约成书于1687年(清康熙二十六年),全书9卷,每卷9篇,共81篇。1~12篇,主要探讨养生和男女生育问题;13~47篇,主要探讨经络、脏腑、命门等问题;48~56篇,主要探讨运气学说;57~81篇,主要探讨六淫致病的诊断与治疗。

第二卷,包含 10～18 篇,分别为:媾精受妊篇、社生篇、天厌火衰篇、经脉相行篇、经脉终始篇、经气本标篇、脏腑阐微篇、考订经脉篇、包络配腑篇。本卷共提及命门 13 次。在《经气本标篇》中,提及命门 2 次,命门指眼睛,为足太阳经标之所在。在《考订经脉篇》中,提及命门 11 次,指出"命门为小心",强调命门水火的重要性。

第四卷,包含 28～36 篇,分别为:脾土篇、胃土篇、包络火篇、三焦火篇、胆木篇、膀胱水篇、大肠金篇、小肠火篇、命门真火篇。本卷共提及命门 31 次。在《脾土篇》中,提及命门 5 次,指出命门之火与脾土关系最为密切,强调命门之火生发脾气、温补脾阳的重要性;在《胃土篇》中,提及命门 1 次,提出胃土为阳土,生于心火,与命门相火不相合的观点;《脾土篇》与《胃土篇》相互补充,从"命门水火—脾胃中土—周身百骸"切入,探讨了命门对脾胃的滋养作用,强调命门水火既济对于机体阴阳平衡的重要意义。在《命门真火篇》中,以命门为篇名,提及命门 25 次,主要探讨命门的属性与功用,提出命门之火为先天之火,可化生后天之火、资助十二经之火,强调命门之火的重要性。

第五卷,包含 37～45 篇,分别为:命门经主篇、五行生克篇、小心真主篇、水不克火篇、三关升降篇、表微篇、呼吸篇、脉动篇、瞳子散大篇。本卷共提及命门 38 次。在《命门经主篇》中,以命门为篇名,提及命门 22 次,提出"命门经主"的观点,命门为十二经之主,十二经之火得命门之真火才能生化,十二官靠命门方能职司分明,指出命门为生命之门,为生命活动的原动力。在《小心真主篇》中,提及命门 14 次,既从功能的角度探讨命门,为先天之本,为人身阴阳盛衰之根本及十二经之化源;又从定位的角度探讨命门,七节之旁,中有小心,小心即命门,在心之下,肾之中。在《三关升降篇》中,提及命门 2 次,主要探讨命门先天之气通过人身三关(玉枕、夹脊、尾闾),与后天脾胃之气交合,布散于五脏六腑,通达于十二经脉,以滋养周身百骸。

第八卷,包含 64～72 篇,分别为:八风命名篇、太乙篇、亲阳亲阴篇、异传篇、伤寒知变篇、伤寒同异篇、风寒殊异篇、阴寒格阳篇、春温似疫篇。在本卷中,共提及命门 3 次。在《亲阳亲阴篇》中,命门被提及 3 次,主要通过探讨"风邪"(阳邪)、"寒邪"(阴邪)侵袭人体部位的不同,表明"阳亲阳,阴亲阴"的道理,并明确指出寒邪侵犯神阙(肚脐)与命门火衰密切相关。

其他五卷分别是,第一卷,包含 1～9 篇,分别为:阴阳颠倒篇、顺逆探原篇、回天生育篇、天人寿夭篇、命根养生篇、救母篇、红铅损益篇、初生微论篇和骨阴篇。第三卷,包含 19～27 篇,分别为:胆腑命名篇、任督死生篇、阴阳二跷篇、奇恒篇、小络篇、肺金篇、肝木篇、肾水篇、心火篇。第六卷,包含 46～54 篇,分别为:诊原篇、精气引血篇、天人一气篇、地气合人篇、三才并论篇、五运六气离合篇、六气分门篇、六气独胜篇、三合篇。第七卷,包含 55～63 篇,分别为:四时六气异同篇、司天在泉分合篇、从化篇、冬夏火热篇、暑火二气篇、阴阳上下篇、营卫交重篇、五脏互根篇、八风固本篇。第九卷,包含 73～81 篇,分别为:补泻阴阳篇、善养篇、亡阳亡阴篇、昼夜轻重篇、解阳解阴篇、真假疑似篇、从逆窥源篇、移寒篇、寒热舒肝篇。第一卷、第三卷、第六卷、第七卷、第九卷都没有探讨命门问题。

三、《外经微言》命门学说探骊

目前,国内学者研究《外经微言》的公开出版物有两种:《外经微言》和《陈士铎医学全书》(首篇为《外经微言》)。本书对命门学说的阐述与发微体现在以下四方面:

(一) 对命门学说的阐发

"命门"一词最早见于《灵枢·根结》。在《黄帝内经》162 篇中,提及命门 3 处共 6 次,都是指"两目"。《外经微言》81 篇中有 10 篇提及命门,有 3 篇专题阐述命门,有 2 篇以命门为篇名,共提及命门 94 处。《外经微言·命门真火篇》指出:"命门为十二经之主,《素问》不明言者,以主之难识耳。然不明言者,未尝不显言之也,无知世人不悟耳。经天师指示,而命门绝而不绝矣。秦火未焚之前,何故修命门者少,总由于不善读《黄帝内经》也。"《外经微言》对《黄帝内经》的"命门"做了详尽的阐述和发挥,丰富与发展了《黄帝内经》的命门学说。"总由于不善读《黄帝内经》也",一语道破中医治学的门径与误区,至今仍振聋发聩,回味无穷。

1. 五脏皆由命门所主 在《黄帝内经》中,五脏之中,谁主调控? 有三种不同的观点,即心主调控("心者,君主之官也,神明出焉""心者,五脏六腑之大主")、脾主调控("脾者,土也,治中央,常以四时长四藏")、胆主调控("凡十一脏取决于胆"),以致后世医家对此众说纷纭。总体而言,历代医家大多倾向于"心主调控"。

陈士铎的观点与之有别。《外经微言·命门经主篇》指出："以心为主,此主之所以不明也;主在肾之中,不在心之内。"他主张肾中之命门为十二官之主,五脏六腑皆仰望于命门,倚之为根;心得命门则神明应物,肝得命门则可谋虑,胆得命门则可决断,胃得命门则可收纳,脾得命门则可转输,肺得命门则可治节,大肠得命门则可传导,小肠得命门则可布化,肾得命门则可作强,三焦得命门则可决渎,膀胱得命门则可畜泄,认为"有此主则十二官治,而主不明则十二官危矣",提出"五脏皆由命门所主"的新观点。

2. 命门为十二经之主 《外经微言·命门真火篇》云:"命门为十二经之主,不止肾恃之为根,各脏腑无不相合也。""十二经之火,皆后天之火也。后天之火非先天之火不化。"陈士铎提出命门为十二经之主,这是对《难经》"三十六难"与"八难"论述命门学说的传承与发挥。《难经·三十六难》云:"命门者,诸神精之所舍,原气之所系也。"《难经·八难》云:"诸十二经脉者,皆系于生气之原。所谓生气之原者,谓十二经之根本也,谓肾间动气也。"

命门乃生命之门,内寓真火,为人身阳气之根本,亦为生命活动的原动力。十二经之火皆赖肾间动气,即命门真火所养,命门乃其根本。十二经之火与命门之火,有先后天之别,十二经之火得命门真火才能生化,十二官之职能亦靠命门方能职司分明。人之康健,离不开后天十二经之火的和调,更离不开先天命门之火的濡养,恰似木秀于林,枝干繁茂,离不开根本坚固。

3. 命门为水火之府,内藏先天阴阳 陈士铎指出"命门为水火之府,阴阳之宅",主张人虽生于火,却养于水,他提出肾火为无形之火,肾水为无形之水,无形之火能生无形之水。因此,"火不藏于火,转藏于水"。此外,陈士铎提出"肾脏之水火处于无形,乃先天之水火",命门与两肾之水火互根互藏,为人身水火之源。《外经微言·小心真主篇》载有"命门水火,实藏阴阳",后天之阴阳藏于各脏腑,先天之阴阳则藏于命门。

陈士铎认为,命门虽属火,却偏居于肾以亲水气,并与水互根互用,火非水不藏,无水则火沸;水非火不生,无火则水绝。水与火两相生而两相藏,提出"五行得水则润,失水则损",不再将五行之水火简单地归为相克关系。

(二)命门学说的应用

尽管《外经微言》不是研究命门学说的专著,但书中或提及命门,或专题阐述命门,或以命门名篇,应用命门理论阐发人体生理病理变化可谓无处不在。

1. 命门之火宜补不宜泻,必须于水中补之　命门水火为先天之本,源自父母之精,常患其不足,故命门病证以虚损居多。十二经得命门之火方能生化,若命门之火虚衰则供给十二经之火匮乏,生化失权,百病丛生。因此,陈氏提出命门之火宜补不宜泻,且宜温补。由此还提出"修仙之道,无非温养命门耳",倡导应以"温命门""养命门"为养生治病的关键,同时强调,对于命门火衰的治疗不可一味温补,此为变。

《外经微言·命门经主篇》指出:"命门为主,供十二官之取资。其火易衰,其火亦易旺,然衰乃真衰,旺乃假旺。"《外经微言·命门真火篇》认为,命门水火虽然不全属于肾,亦不全离乎肾。各经水火均属后天,肾中水火属于先天。后天之火容易旺,先天之火容易衰。命门火衰,必须补火,而补火必须补肾,又必兼水火补之,命门之火可旺而不可过旺。火之过旺,乃因水之过衰。水衰不能济火,则火无所制,必焚沸十二经。治疗不当,不但不能受益,反而受损,因此,补火必须于水中补之。水中补火则命门与两肾有既济之欢,分布于十二经则无未济之害。水火相济,方能生化无穷,疴疾自愈。

2. 补益命门系列方药　陈士铎通过临床实践,形成补益命门系列药物与方剂,在其所著《外经微言》《本草新编》《石室秘录》《辨证录》中均有记载。归纳起来,补命门药物有淫羊藿、肉桂、补骨脂、附子、胡桃、巴戟天、人参等;其他入命门的药物有阳起石、海马、九香虫、覆盆子、沉香等。

直接温补命门的相关方剂有参术附桂汤、逐寒回阳汤、散寒救胎汤、直中阴脏第一方、四神丸、八味丸等;水中补火的相关方剂有引火汤、治下元寒极上喘方、治肾水上泛方、八味地黄汤、直中阴脏第二方、温肾汤、两生汤等。

3. 安心利精养生　在养生方面,《外经微言·顺逆探原篇》提出:"绝欲而毋为邪所侵也,守神而毋为境所移也,练气而毋为物所诱也,保精而毋为妖所耗也。服药饵以生其津,慎吐纳以添其液,慎劳逸以安其髓,节饮食以益其气。"《外经微言·命根养生篇》篇末附"陈远公曰:精出于水,亦出于水中之火也;精动由于火动,火不动则精安能摇乎?"可见,精动由于心动,心动之极,则水火俱动,故安心为利精养生之法。

(三) 命门学说传承与创新

自《黄帝内经》《难经》对命门的部位、功能论述始,历代医家进行了多方面探索。历经两千多年,命门学说趋于成熟,其理论内涵从简单的部位描述到与生命本源建立联系。

1. 建"命门学说公共知识库"以传承　就传承而言,目前对此尚未达成共识。特别是老中医经验的传承仍在探索之中,有人甚至认为这条路很难走通。王永炎院士指出,学术思想必须有理论内涵并能指导临床实践,提高临床防治水平,这样的学术思想才有持久的生命力。

以此衡量,陈士铎《外经微言》将历代医家命门学说的主要研究成果综合集成,融入自己的著作中,体现传承;同时又提出己见,融汇新知,形成"命门学说公共知识库",体现创新。尤其是把命门学说运用于临床实践与养生之中,使"命门"这个相对抽象的概念落到实处,并与具体应用紧密结合,体现了理论医学的特色与优势,为临床治疗与养生保健提供了全新的思路与借鉴,堪称中医理论传承典范,亦可为理论研究的龟鉴。

2. 融百家之长而成新知　就创新而论,古代医家将命门与人体相火、三焦、心包络、肝、胆、肾、膀胱、奇经八脉等形成协调统一的生理系统。这些观点都是基于个人的体悟与临床经验对命门学说在某一点上的发挥。

陈士铎站得更高,他从整体上对命门学说加以把握,从五脏六腑、四肢百骸相互联系、相互为用的角度,提出"五脏皆由命门所主"及"命门为十二经之主",使其从既往的部位之争、功能之别、属性之辨,上升到命门学说的理性高度,消弭诸家之争,初步构建理、法、方、药、用体系。

近现代医家则从中医整体论角度理解和指导临床,将命门学说融入遗传、生殖、衰老以及代谢等生命过程,对生命现象和生命本质进行解析,使其更加系统化、综合化、实用化。从某种意义上说,命门学说有望成为中医学传承、创新的突破口与新的知识增长点。

(四)命门学说、"医易一体"与"4P医学模式"

《易经》为"群经之首",《四库全书总目提要》指出:"易道广大,无所不包,旁及天文、地理、乐律、兵法、韵学、算术,以逮方外炉火,皆可援易以为说。"在《外经微言》中,《考订经脉篇》《脾土篇》《胃土篇》《命门真火篇》《命门经主篇》《小心真主篇》《三关升降篇》均强调"水火既济"的重要性;在《命门经主篇》中更是有"一阳陷于二阴之间"("坎卦")。在《易经》"坎卦""既济卦""未济卦"均阐述"水火既济"的重要性。

其实,在《黄帝内经》中已有"医易一体"思维。例如,《素问·金匮真言论》中用"其数八""其数七""其数五""其数九""其数六"来说明"五藏应四时,各有收受"的相互关系,这正是基于《易经》河图的"成数";《伤寒论》"青龙汤"(大青龙汤及小青龙汤,东方青龙)、"白虎汤"(西方白虎)、"黄连阿胶汤"(朱雀汤,南方朱雀)、"真武汤"(玄武汤,北方玄武)都给我们提供了"医易一体"的应用示范。

当代医学的发展,正在经历从传统的"生物医学模式"到"生物—心理—社会医学模式"的转变,而以预防性(preventive)、预测性(predictive)、个体化(personalized)和参与性(participatory)为核心的"4P医学模式"正成为人类健康和医学变革的转折点。

1."预测"与"预防" 《易经·豫卦》指出:"豫顺以动,故天地如之……天地以顺动,故日月不过而四时不忒。"中国留学生刘子华在英国留学期间,曾运用"八卦宇宙理论"结合现代的天文参数进行研究,提出了太阳系存在第10颗行星的假说,并在1987年初被美国宇航局的"先驱者号"宇宙飞船探测证实。

进入21世纪以来,由于环境的破坏,人口的增长,交流的增多,药物的滥用,导致各种新型传染病高发而且危害大。例如,2003年的SARS(严重急性呼吸综合征)、2009年的甲型H_1N_1流感、2012年的MERS(中东呼吸综合征)、2013年的甲型H_7N_9流感、2014年和2018年的埃博拉病毒、2019年的新型冠状病毒肺炎(COVID-19)。同理,我们可以在"医易一体"思维的指导下,结合中医五运六气学说,顺应天地之理、自然之气而动,拓展其在新型传染病中的应用,做到早预测、早预防、早干预、早解除,将传染病对全人类的健康威胁降到最低。

2."个体化"与"群体化" 辨证论治是中医学理论体系的主要特点,因时、因地、因人制宜是中医学防治的主要原则之一,不管内伤杂病,还是外感热病,制定的理、法、方、药都讲究"个体化"治疗。辨证论治是中医个体化治疗的集中体现,几千年来一直有效指导中医临床诊疗实践。

与中医讲究个体化治疗形成鲜明对比的是,1956年,美国威廉姆斯(Williams)教授在《生化学个体性》提出个体化治疗,他大力提倡个体化医学,但未引起医学界的重视。直到人类基因组计划的实施,个体化治疗才得到认可。

群体化离不开对个体的把握,是对个体特征的高度凝练。群体化是个体特征的提炼与共性规律的提升。伊曼努尔·康德(Immanuel Kant)说:"经验和理性都不能独立地提供知识,前者提供没有形式的内容,后者则提供没有内容的形式。"从"个体化"到"群体化"再到"个体化",既是认识的飞跃,也是知识的形成,更是医学诊疗体系的螺旋上升过程。群体化治疗会随着个体化诊疗活动的发展而不断得到完善。

3. "指导性"与"参与性" 中医学具备完善的理论体系、独特的认知方法和先进的诊疗理念,其中蕴含的整体观、辩证观和恒动观对中医认识生命、辨识疾病、防治疾病都具有重要的指导作用。落实到具体的参与手段上,方法更是多种多样。

中医有针、灸、药、砭、导引、按跷等丰富多彩的特色疗法,在临床治疗和养生保健中发挥着重要的作用。由于其认可度高,普及范围广,这些治疗手段和方法可全方位服务患者,更是中医临床治疗的重要手段,用于指导预防、养生、保健与康复;同时,由于中医疗法的简单化、实用化、生活化,也提高了患者的参与性。

指导性与参与性的有机结合,在现代科学研究也结出硕果。有专家指出,受易理启示,获得诺贝尔奖者越来越多,如沃纳·卡尔·海森堡(Werner Karl Heisenberg)(《测不准定律》),杨振宁、李政道(《不对等定律》)等。今后,由《易经》而获得诺贝尔奖者,当犹有其人。医易一体指导下的中医科研,有望再续屠呦呦获得诺贝尔生理学或医学奖的辉煌,再度取得举世瞩目的科研成果,为全人类的健康保驾护航!

第二节 《外经微言》命门学说解读

在《外经微言》的 9 卷 81 篇中,有 10 篇提及"命门"("经气本标""考订经脉""脾土""胃土""命门真火""命门经主""小心真主""三关升降""天人一气""亲阳亲阴"),有 3 篇专题阐述命门("命门真火""命门经主""小心真主");有 2 篇以"命门"为篇名("命门真火""命门经主"),书中提及"命门"共 94 处。不难看出,命门学说是《外经微言》的重要组成部分。

鉴于《天人一气篇》虽然提及命门 1 次,其原文为"天之气,有甲、乙、丙、丁、戊、己、庚、辛、壬、癸;人之气,有阳跷、阴跷、带、任、冲、督、阳维、阴维、命门、包络,未尝无一句也",仅此而已,再无详细论述,故本章不单独设节解读。

一、《经气本标篇》:"命门为目"

(一)《经气本标篇》题解

"经气"主要指人体十二正经之气;"本标",即"标本"。本书用"本标"代替"标本",实则蕴含深意。本为草木之根,后来引申为事物的根基或主体,《论语·学而》有"君子务本,本立而道生"之论。《淮南子·天文训》云:"物类相动,本标相应",亦言"本标",实则反映事物的主次与认知层次。《黄帝内经》多提"标本",而在《外经微言》则多提"本标",其深层含义为,命门为十二正经之本,亦为十二正经之主,彰显命门在十二正经中的重要地位。毕竟临床"治病必求于本",其他都是细枝末节。

(二)《经气本标篇》摘要

在《经气本标篇》中命门被提及两次,分别出现于有关手、足太阳经标本部位的记载中。本篇主要论述了十二经脉之标本所在部位,并探究了胸、腹、头、胫之气冲及相应刺法禁忌,提出十二经气之标本及冲脉、气海等部皆不可刺。

本篇中命门为眼睛,为足太阳经标之所在。

(三)《经气本标篇》解读

"雷公问于岐伯曰:十二经气有标本乎?岐伯曰:有之。雷公曰:请言标本之所在。岐伯曰:足太阳之本在跟以上五寸中,标在两络命门……手太阳之本在外踝之后,标在命门之上一寸……雷公曰:标本皆可刺乎?岐伯曰:气之标本,皆不可刺也。雷公曰:其不可刺何也?岐伯曰:气各有冲,冲不可刺也。"

命门一词源出《黄帝内经》,本指眼睛。《灵枢·根结》载有"太阳根于至阴,结于命门。命门者,目也",明确指出命门即是眼睛。《灵枢·大惑论》中言道,"五脏六腑之精皆上注于目""目者,五脏六腑之精气也,营卫魂魄之所常营也""目者,心使也;心者,神之舍也",即神藏于心,外候于目,神为五脏六腑之主,则目为之要。其次,眼睛与十二经脉、奇经八脉包括太阳经、少阳经、任脉、阳跷脉、阴跷脉均有密切联系。《素问·五脏生成》指出，"诸脉者，皆属于目""目者，宗脉之所聚也"，十二经脉气血阴阳之气均聚于目，故为"命门"。

本篇关于十二经脉标本的论述与《灵枢·卫气》相关论述几乎相同，文中之"命门"同样指"目"，即眼睛。结合经脉，从定位来看，足太阳膀胱经本穴为跗阳穴，标穴为命门处的睛明穴，手太阳小肠经本穴为养老穴、阳谷穴，标穴为命门上一寸，即攒竹穴、鱼腰穴。在临证中，诸穴均不可针刺。

此外，"雷公曰：请言气冲。岐伯曰：胃气有冲，腹气有冲，头气有冲，胫气有冲，皆不可刺也"。气分阴阳，在十二经脉中均有阴阳之气的相互交合，交合谓之气冲，交合之通道则为气街，头部气冲在脑，胸部阴阳之气冲在胸之两旁（膺）和胸膜以上的背俞穴，包括肺俞、心俞、厥阴俞等，腹部气冲在胸膈心下的背腧穴及腹中脐旁，胫部气冲为少腹部足阳明胃经的"气冲"穴和足太阳膀胱经以及足踝上下等处，气冲之处均不可针刺。

（四）《经气本标篇》启示

本篇所阐明的标本和气街理论与《灵枢·卫气》中的论述基本一致，是其论述的补充和发挥。本穴位于四肢，标穴位于头面、躯干，恰似树木的根须与枝叶，故标本理论是从纵向角度论述气血在经络中的运行特点。而气街位于人体之轴心，气街与脏腑就像树木的主干与旁枝，故气街理论是从横向角度论述气血在经络中的运行特点。

本篇论述的观点与《灵枢·卫气》的不同之处在于强调了标本、气街皆不可针刺，并指出不可刺的原因在于标本、气街是阴阳交合的场所。而《灵枢·卫气》则提出气冲的相关刺法，即"取此者，用毫针，必先按而在久，应于手，乃刺而予之"。

值得指出的是，陈士铎在《外经微言》中肯定"气之标本，皆不可刺"的理论，并指出"不可刺者，以冲脉之不可刺也。不知冲脉，即不知刺法"，此为常。然而，在临床上，针对部分疾病，恰当针刺标本之穴，往往可以收到良好的治疗效果，此为变。知常才能达变。以命门为例，治疗急、慢性眼部疾病，乃至神志病、远部痛症及某些急症，取足太阳膀胱经之标穴，即命门处之睛明穴，均可获较好疗效。从现代解剖学角度来看，睛明穴针刺深度控制在 30.36 mm 以内即为安全深度，不会造成危险。因此，对于"标本"是否"可刺"，值得中医界进一步研究。

二、《考订经脉篇》:"命门为小心"

(一)《考订经脉篇》题解

考订,即考究、评议。在《外经微言》中,《考订经脉篇》侧重于考究和评议《黄帝内经》十二正经之循行路线、体表分布及与各脏腑的联系,并重点阐述命门与心、肾、三焦、心包密切相关,与《黄帝内经》详于脏腑而略于经脉互为羽翼。

(二)《考订经脉篇》摘要

在《考订经脉篇》中,命门被提及 11 次,出现于有关心经、肾经、三焦经及心包经生理功能的论述中。本篇主要是根据《灵枢·经脉》相关论述对十二经脉之循行路线进行逐一考订,并在此基础上做了进一步发挥,从各脏腑之间生克、君臣关系等角度入手,对十二经脉循行路线之由来做了较为详细的阐释。

篇中提出命门的另一定义,即"命门为小心"。首次强调命门水火的重要性,尤其是命门水火对心、肾、三焦等处水火的滋养作用。

(三)《考订经脉篇》解读

《考订经脉篇》在阐述手少阴心经、足少阴肾经、手少阳三焦经、手厥阴心包经、足太阳膀胱经时,皆有提及与命门相关的论述,具体如下。

"当命门之中,此心肾既济之路。""心得命门之火则心火有根。""主者,命门也,命门为小心,若太极之象,能生先天之水火,因以生后天之水火。""三焦虽得胆木之气以生,而非命门之火则不长,三焦有命门以为根。""心主(心包)之气与肾宫命门之气,同气相合,故相亲而不相离也。""以三焦之腑气与命门、心主(心包)之气彼此实未尝异,所以笼络而相合为一,有表里之名,实无表里。""膀胱为肾之表,故系连于肾,通肾中命门之气,取其气以归膀胱之中,始能气化而出小便。"

文中将命门、太极、水火及肾、心、心包、三焦、膀胱等脏腑有机联系起来,强调命门为生命之门,并对命门的定位与作用有新的阐发。"夫同是水火,肾独属之先天,实有主以存乎两肾之间也。主者,命门也,命门为小心",明确指出命门为小心,为肾中水火之主。《素问·刺禁论》云:"七节之傍,中有小心。"即命门位于脊椎自下而上数第七节处。此处虽与前文"命门为目"论述不符,却符合后世医家如赵献可、汪昂等对命门的探究。赵献可提出:"命门在人身之中,对脐附脊骨,自上数下,则为十四椎,自下数上,则为七椎,《黄帝内经》曰:七节之旁有小心,此处两肾所寄……中间是命门所居之宫。"这与此处对命门论述不谋而合。《易经·系辞传》曰:"一阴一阳谓之道。""易有太极,是生两仪。"人体根本,在于命门。命门之中,蕴育先天水火,可以化生后天水火。

命门为十二经之主,决定着十二经的正常运化,十二经之火得命门之火则生生不息;命门旺而十二经皆旺,命门衰而十二经皆衰;并且肾以之为根,对五脏六腑的正常运转起着重要的支撑作用。

(四)《考订经脉篇》启示

本篇在十二经脉之手少阴心经、足少阴肾经、手少阳三焦经、手厥阴心包经、足太阳膀胱经等五条经脉中均多次提及"命门",且提出"命门为小心,含太极之象,能生先天水火,乃十二经之本"的观点,用以强调命门在人体中的重要性。命门乃生命之门,藏于两肾之间,为先天之本;命门之中蕴育先天水火,且可以化生后天水火。

本篇对命门相关概念、功能等方面的论述,是对《黄帝内经》脏腑理论的补充和发挥。

三、《脾土篇》:"命门之火与脾土最亲"

(一)《脾土篇》题解

《素问·太阴阳明论》指出:"脾者,土也,治中央,常以四时长四藏。"脾具土德,主运化水谷,化生气血,滋养四肢百骸,位中央,灌四维,长四脏,具有极其重要的地位。《外经微言》传承《黄帝内经》精华,冠以脾土为篇名,实则强调命门之火具有生发脾气、温养脾阳之功,而脾土盛衰,又关乎命门之火的续绝。

(二)《脾土篇》摘要

在《脾土篇》中命门被提及5次，主要出现于命门与脾土之间生化关系的阐述中。本篇主要论述了脾土与各脏之间的生克关系，强调命门之火与脾土关系最为密切，并着重指出命门盛衰即脾土盛衰、命门生绝即脾土生绝，强调命门之火生发脾气、温补脾阳的重要性。

(三)《脾土篇》解读

"岐伯曰：脾土之父母不止一火也；心经之君火，包络、三焦、命门之相火皆可生之。然而心君之火生脾土甚疏，相火之生脾土甚切，而相火之中，命门之火尤为最亲。"

以五行理论为基础，本段提出脾土由火而生之理。火分四者，心君之火、包络之(相)火、三焦之(相)火和命门之(相)火。

"岐伯曰：命门盛衰，即脾土盛衰。命门生绝，即脾土生绝也。"

命门之火与脾土生化关系最为密切，缘脾土位于中焦，命门位于下焦，命门之火性炎上而亲于脾土。《景岳全书·传忠录·命门余义》中言："命门为元气之根，为水火之宅……脾胃以中州之土，非火不能生，然必春气始于下，则三阳从地起，而后万物得以化生。岂非命门之阳气在下，正为脾胃之母乎？"中焦脾胃必得下焦命门阳气的温煦，才能发挥其运化功能。命门火盛，则脾阳充盈，中气生化有力，人得营气则生；命门火衰，则脾阳受累，中气生化不足，人无营气则绝。

《景岳全书·泄泻》曰："今肾中阳气不足，则命门火衰……即令人洞泄不止也。"肾者，胃之关，开窍于二阴；若命门火衰，寒从中生，脾土腐熟、运化、输布等功能失司，则见便溏而泄泻，谓之"五更泻"。临证时，除顾护脾土，更应补益命门之火，如薛己在《内科摘要·命门火衰不能生土等症》中所云："惟见脾胃虚寒，遂用八味丸补命门火。"温肾助阳，使脾阳得温，脾气得复，方可祛中寒，固二关，复脾运以止寒泻，即"益火之源，以消阴翳"。故"命门盛衰，即脾土盛衰；命门生绝，即脾土生绝也"所言，实则强调命门之火于脾土的重要性。

少师曰："若命门火过旺，多非脾土之宜，又何故乎？"岐伯曰："命门者，水中之火也，火藏水中，则火为既济之火，自无亢焚之祸，与脾土相宜……若火过旺,是火胜于水矣。水不足以济火,乃未济之火也,火似旺而实衰,假旺而非真旺也,与脾土不相宜耳。"

命门之火为水中之火,若水火不济,命门之火浮跃于上,此乃虚火,而非实火。临证之时,应当分清"火"之虚实,如盗汗、口渴、咽干、舌红无苔等属虚热之类,当滋水以制火,即王冰所云:"壮水之主,以制阳光。"故有岐伯所言:"火之有余,水之不足也,补水则火自息……则水火相济,火无偏旺之害,此治法之必先补水也。"

(四)《脾土篇》启示

本篇以《黄帝内经》阴阳五行学说和藏象学说为基础,对"火生土"理论进行补充,提出了"心君火、三焦相火、胞络相火、命门相火皆可生脾土"的观点;并从生理与病理角度阐明"命门之火与脾土最亲"。

脾土为后天之本,脏腑经络、筋骨肌肉、周身百骸皆赖脾土运化而长养,而脾土健运离不开命门之火。本文通过论述二者的关系,一方面强调了命门对脾土,乃至人身的重要性;另一方面又为脾胃病的诊疗提供了从命门施治的新思路。

四、《胃土篇》:"命门相火与胃土不合"

(一)《胃土篇》题解

《素问·太阴阳明论》指出:"脾脏者,常著胃土之精也,土者生万物而法天地。"《伤寒论》第 184 条云:"阳明居中,主土也,万物所归,无所复传。"足阳明胃与足太阴脾,同居中焦,具备土德。脾为己土(阴土),胃为戊土(阳土),脾胃两土纳化相依、燥湿相济、升降相因。在《黄帝内经》中,先有《素问·太阴阳明论》脾土与胃土合论,后又列《素问·阳明脉解》专论胃土,《外经微言》继承发展了《黄帝内经》理论,直接将两土分论,各自冠"脾土""胃土"篇名,都是重视脾胃后天之本与命门关系的体现,亦含胃土与命门相关而不相和的观点。

(二)《胃土篇》摘要

在《胃土篇》中命门被提及 1 次,出现于命门相火与胃土关系的阐述中。

本篇主要论述胃与心火及五脏之间的关系,提出胃土为阳土,生于心火,与命门相火不合的观点。重点阐述了胃土发病之病机在于心火盛、肝木郁、肾水枯,治疗重在养水。

(三)《胃土篇》解读

"少师曰:脾胃皆土也,有所分乎? 岐伯曰:脾阴土也,胃阳土也。阴土逢火则生,阳土必生于君火。君火者,心火也。少师曰:土生于火,火来生土,两相亲也,岂胃土遇命门、三焦之相火辞之不受乎? 岐伯曰:相火与胃不合也,故相火得之而燔,不若君火得之而乐也。"

脾属太阴,胃属阳明,二者互为表里,阴阳互济。阴、阳二土即是指脾、胃二者。太阴脾土,多虚多寒,治以温阳为主,则阴土可复生机。阳明胃土,多实多热,若一味温阳则易助阳生火,上炎心肺。缘阳土本生于火,火有四者,心君之火,包络、三焦、命门之相火。"心包络代君以司令者也,故心包相火即与君火无异",故胃土取资包络之火,无异秉于君火之命。临证之时,阳明有寒,当以君火温之,所谓火生土也。

若胃土火旺太过,如何?

岐伯曰:"胃多气多血之腑,其火易动,动则燎原而不可制。"

胃气不降反升,属气逆类,气挟火而上逆,必扰动心肺,火性迅疾,势如燎原。临证不可一味清热解毒,攻伐太过,伤及阴土,阴阳不和,则阳浮尤甚。究其病机,缘命门真水不汲,命门真火不敛,上炎阳土,釜底薪旺,则釜中滚烧,釜上燔腾,导致由下至上一派火象,所谓"火之盛者,水之涸也"。故临证应泻胃清热,滋水息火。先息火而后滋水,则胃土湿润,如淋甘露而肥沃。

(四)《胃土篇》启示

本篇通过论述"胃土"与命门的关系,即命门相火与胃不相合,相火得之则燔,阐明了胃火烁灼,既要泻折火势,又要滋养肾水的道理。

脾胃为后天之本,脾属太阴,胃属阳明。《黄帝内经》将《素问·太阴阳明论》独立成篇,强调了后天之本对于人体的重要性,而本篇与《脾土篇》互为补充,从"命门水火—脾胃中土—周身百骸"的角度入手,阐明了命门对于后天之本脾胃的滋养作用,强调了命门水火既济对于机体阴阳调和的意义,是对《黄帝内经》相关理论的重要补充。

五、《命门真火篇》:"命门为十二经之主""命门贵在温养"

(一)《命门真火篇》题解

"真火"一词源于道教,道家认为,元神、元气、元精函藏修炼,能生真火,谓之三昧真火。崔希范《入药镜》指出:"水真水,火真火,水火交,永不老。"在人体中,真火属于先天之火、无形之火,真火藏于命门之中,故可称命门真火。

在《黄帝内经》中并未提及命门真火,而在《外经微言》中则以"命门真火"名篇,既明确了命门之火的属性,又指出了人体真火所藏的部位,同时又间接区分了"真火"与其他"火",强调命门真火的重要性。命门为十二经之主,十二经之火得命门真火温养,可使五脏六腑循环受益。

(二)《命门真火篇》摘要

在《命门真火篇》中命门被提及 25 次,命门一词贯穿全篇始终。本篇主要论述命门的属性与功用,强调命门之火的重要性。篇中提出命门之火为真火,为先天之火,可化后天之火、助十二经之火,并阐述了命门火微时的补火之法。

本篇为全书命门学说的精华所在,既继承了《难经》的部分观点,又弥补了《黄帝内经》对命门及命门之火相关论述的不足。

(三)《命门真火篇》解读

"命门,火也。无形有气,居两肾之间,能生水而亦藏于水也……火非水不藏,无水则火沸矣。水非火不生,无火则水绝矣。水与火盖两相生而两相藏也。"

此处再次提出了命门的位置,即居于两肾之间,与《考订经脉篇》及下文"七节之旁有小心。小心者,亦指命门也"呼应。虽与《难经·三十六难》所述"肾有两者,其左者为肾,右者为命门"不同,但两者所论述的命门根本性质是一致的。命门属火,有气而无形,藏于肾水之中,恰似八卦中之"坎"卦,火气居于水中,水得火温则不寒,火得水润则不沸,是为"水火既济"。

"命门为十二经之主,不止肾恃之为根,各脏腑无不相合也……十二经之火,皆后天之火也。后天之火非先天之火不化。十二经之火得命门先天之火则生生不息，而后可转输运动变化于无穷，此十二经所以皆仰望于命门，各倚之为根也。"

此段论述了命门与十二经的联系和功用，是对《难经》"三十六难"与"八难"的继承与发挥。《难经·三十六难》云："命门者，诸神精之所舍，原气之所系也。"《难经·八难》云："诸十二经脉者，皆系于生气之原。所谓生气之原者，谓十二经之根本也，谓肾间动气也。"十二经之火气皆赖肾间动气，即命门火气所养，命门乃其根本。十二经之火与命门之火有先后天之别。人之康健，离不开后天十二经火气的调和，更离不开先天命门火气的濡养，恰似木秀于林，枝干繁茂，离不开根本坚固，所谓本固枝荣。

"少师曰：命门之火气甚微，十二经皆来取资，尽为分给，不虞匮乏乎？岐伯曰：命门居水火中，水火相济，取之正无穷也。"

此段强调了命门之火只有与肾水实现"水火既济"，才能微而不绝，生化无穷，故而命门火微，不可只重视补火，"补火必须于水中补之"，宜补水以生火；命门火旺，不可只着眼泻火，"水衰不能济火，则火无所制"，宜补水以润火。后世医家张景岳对此说进一步完善，谓之曰："善补阴者，必阴中求阳；善补阳者，必阳中求阴……益火之源以消阴翳，壮水之主以制阳光。"

"命门之系人生死甚重……主不明则十二官危。所谓主者，正指命门也。七节之旁有小心。小心者，亦指命门也……窈窈冥冥，其中有神。恍恍惚惚，其中有气。亦指命门也。且命门居于肾，通于任督，更与丹田、神室相接。存神于丹田，所以温命门也。守气于神室，所以养命门也。"

此段强调了命门的重要性——系人生死，论述了命门与神室、丹田的关系。神室在书中《奇恒篇》有所论述，明确指出"胞为神室，即下丹田也"，此处的"胞"即奇恒之府——女子胞及男子之胞（篇中认为"男子未尝无胞也，男子有胞，而后可以养胎息"）。

《素问·灵兰秘典论》云："心者，君主之官也，神明出焉。"《难经·三十六难》云："命门者，诸神精之所舍。"心为君主之官，主神明；而命门为小心，亦寄舍神明，故神室（即胞的作用）应为藏神存精，从而"养命门"。道家认为，丹田位于脐下，以丹田之元阳为君火，以命门所生之火为相火，张锡纯也曾在《医学衷中参西录》提出丹田之火为先天君火，命门之火为先天相火，命门之火可辅助丹田之元阳，存神丹田亦可"温命门"。此处丹田也可理解为命门之别名，杨玄操注《难经·六十六难》曰："脐下肾间动气者，丹田也；丹田者，人之根本也。"

（四）《命门真火篇》启示

命门为十二官之主，命门真火为十二经脉之化源，十二经脉之火非先天命门真火不化，十二经脉得命门真火则生生不息，变化无穷。故而十二经火微时，应考虑从源论治，补养命门真火。补养命门真火又应于水中补之，阴中求阳，水中补火，收阴阳、水火既济之功。若命门真火过旺，焚沸于十二经，同样应补水以济火，壮水之主，以制阳光。

命门通于任督，与丹田、神室相接，可存神守气。"修仙之道，无非温养命门耳。"这也为养生保健和长寿之道提供了新思路，即温养命门，使任督阴阳相接，神气俱全，以达延年益寿。

六、《命门经主篇》："命门为十二经之主""命门为五脏六腑之主"

（一）《命门经主篇》题解

经主，亦即"经脉之主"。《素问·灵兰秘典论》有"心者，君主之官"之论，明确突出心的君主之位；在《外经微言·命门经主篇》有"人身先生命门，而后生心"之说，强调命门先于心而生，故为心之主，也必然是十二官之主。有命门之主则十二官各司其职，无命门之主则群龙无首。

本篇冠以命门经主，指出了命门尤其是命门之火的统帅地位，十二经得命门之火方能生化；强调了命门为主，供十二官取资，命门之火易衰，亦易旺，其衰为真衰，其旺为假旺，这对时刻注意顾护温养命门极具指导意义。

（二）《命门经主篇》摘要

在《命门经主篇》中命门被提及 22 次，主要出现于命门之火与十二经相生滋养关系的阐述中。本篇提出"命门经主"的观点，指出命门乃生命之门，内寓真火，为人身阳气之根本，亦为生命活动之原动力。

命门又为十二经之主，十二经之火得命门真火才能生化，十二官的职能亦靠命门方能职司分明。

(三)《命门经主篇》解读

"雷公问于岐伯曰:十二经各有一主,主在何经? 岐伯曰:肾中之命门为十二经之主也。雷公曰:十二经最神者,心也。宜心为主,不宜以肾中之命门为主也。岐伯曰:以心为主,此主之所以不明也。主在肾之中,不在心之内。然而离心非主,离肾亦非主也。命门殆通心肾以为主乎,岂惟通心肾哉? 五脏七腑无不共相贯通也。"

此段与"心主神明"比较,强调命门通于心肾,为十二经之主。

《素问·灵兰秘典论》提出"心为君主之官,神明出焉"。此篇却提出了"命门为十二经之主",这与"心为君主"是否相违背呢?《难经·八难》:"诸十二经脉者,皆系于生气之原。所谓生气之原者,谓十二经之根本也,谓肾间动气也。此五脏六腑之本,十二经脉之根,呼吸之门,三焦之原。一名守邪之神。"而命门即是"肾间动气",乃十二经之根本,守邪之神,故谓之命门为十二经之主。《难经·三十六难》:"命门者,诸神精之所舍。"由此可见,命门乃神之所舍,而心主神明,故两者皆是神明寄舍之处,心之于神更多体现在支配功能,命门之于神更多体现在滋生功能。《素问·移精变气论》云:"得神者昌,失神者亡。"五脏六腑,四肢百骸,皆得精神所养,受精神所司,故命门与心皆为十二经之主。而命门居于两肾之间,故本篇谓之"神明者,离心非主,离肾亦非主也"。

雷公曰:"命门属火,宜与火相亲,何偏居于肾以亲水气耶?"岐伯曰:"肾火,无形之火也;肾水,无形之水也。有形之火,水能克之,无形之火,水能生之。火克于水者,有形之水也。火生于水者,无形之水也。然而无形之火偏能生无形之水,故火不藏于火,转藏于水。所谓一阳陷于二阴之间也。"

此段强调,命门属火,需得肾水调和,水火既济,方能化生万物。"一阳陷于二阴"者,八卦之"坎"卦乃二阴抱一阳之象。

"岐伯曰:故心得命门,而神明应物也;肝得命门,而谋虑也;胆得命门,而决断也;胃得命门,而受纳也;脾得命门,而转输也;肺得命门,而治节也;大肠得命门,而传导也;小肠得命门,而布化也;肾得命门,而作强也;三焦得命门,而决渎也;膀胱得命门,而畜泄也。是十二经为主之官,而命门为十二官之主,有此主则十二官治,无此主则十二官亡矣。"

此段论述命门如何通过"主神"来影响五脏六腑,是从功能角度强调"命门为十二经之主"。《灵枢·本神》："生之来谓之精；两精相搏谓之神；随神往来者谓之魂；并精而出入者谓之魄；所以任物者谓之心；心有所忆谓之意；意之所存谓之志；因志而存变谓之思；因思而远慕谓之虑；因虑而处物谓之智。"魂、魄、意、志皆精神所变生。《素问·宣明五气》又云："五脏所藏，心藏神，肺藏魄，肝藏魂，脾藏意，肾藏志。"五脏藏神而各司其职，命门又为精神所舍，故谓之"心得命门，而神明应物也……膀胱得命门，而畜泄也"。

"岐伯曰：命门为主，供十二官之取资。其火易衰，其火亦易旺，然衰乃真衰，旺乃假旺。先天之火非先天之水不生，水中补火，则真衰者不衰矣。火中补水，则假旺者不旺矣。"

此段再次强调，命门之火易衰，其衰也，需于阴中求阳，益火之源以消阴翳；其旺也，需引火归元，壮水之主以制阳光。

（四）《命门经主篇》启示

本篇以"命门"为篇名，对命门的认识（即"命门为十二经之主"）与《难经》中对命门的理解（即"命门者，诸神精之所舍"）相一致；篇中通过"命门主神"与《黄帝内经》"心主神明"之间的对比，更深入论证了"命门亦经主"的观点。

在《黄帝内经》中，五脏之中，谁主调控？有三种不同观点，即心主调控（"心者，君主之官也，神明出焉""心者，五脏六腑之大主"）、脾主调控（"脾者，土也，治中央，常以四时长四藏"）、胆主调控（"凡十一脏取决于胆"），以致后世医家对"谁主调控"众说纷纭。总体而言，历代医家大多倾向于"心主调控"。《命门经主篇》指出："命门为十二官之主，有此主则十二官治，无此主则十二官亡矣。"本篇再提"命门为五脏六腑之主"，正所谓"主不明则十二官危"，可为"五脏谁主调控"之辩提供证据参考，亦为《黄帝内经》之重要补充。

七、《小心真主篇》："命门为小心""命门为真主"

（一）《小心真主篇》题解

"小心"一词最早见于《素问·刺禁论》，"鬲肓之上，中有父母；七节之旁，中有小心"。"小心"一词的具体含义，历代医家有命门、心包络、志心、膈俞穴、胆、脑诸说。在《灵枢·厥病》中,有厥心痛(心心痛)、肾心痛、脾心痛、肝心痛、肺心痛的详细记载,由此可知,小心应是独立于五脏而又高于五脏。陈士铎在《外经微言·小心真主篇》认为,小心在心肾之中,世人误以为小心在鬲肓之上,此乃命门真主不明,并明确指出"小心即命门也"。小心即是命门,"小心真主"实为"命门真主"。此乃命门为五脏六腑之主、十二经之主的又一重要例证。

(二)《小心真主篇》摘要

在《小心真主篇》中命门被提及 14 次。本篇是对命门,尤其是对命门水火的专篇阐释,主要从两个方面展开论述:一方面,从功能的角度论述命门,即命门涵育水火,蕴藏真阴真阳,人体阴阳有先后天之分,先天之真阴真阳藏于命门,后天之阴阳分藏于各脏腑。命门既藏真阴,又藏真阳,亦即藏真水,又藏真火,故命门为先天之本,亦为人身阴阳盛衰之根本、十二经之化源。另一方面,从定位的角度论述命门,七节之旁,中有小心,小心即命门,在心之下,肾之中。

(三)《小心真主篇》解读

"岐伯曰:阴阳有先后天之殊也。后天之阴阳藏于各脏腑,先天之阴阳藏于命门……命门者,水火之源。水者,阴中之水也;火者,阴中之火也。"

阴阳于人分先后天,藏于命门者,为元阴元阳,水火之源。所谓"水火",指真阴真阳。真阴者,命门之阴;真阳者,命门之阳。命门之阴阳乃构成人体精微之根本。"阴中之水者,真水也;阴中之火者,真火也",故又称命门为"水火之府""阴阳之宅""精气之海""死生之窦"。

"岐伯曰:真火者,真水之所生;真水者,真火之所生也。水生于火者,火中有阳也;火生于水者,水中有阳也。"

真阴真阳,互根互用,相生相济,浑如太极腾挪圆运,乃化生万物之原气,与周身经络的正常循行密切相关,故为十二经之主。诚如岐伯所言:"故命门之火谓之原气,命门之水谓之原精,精旺则体强,气旺则形壮。命门水火,实藏阴阳,所以为十二经之主也,主者,即十二官之化源也。"

"岐伯曰:命门之精气尽则水火两亡,阴阳间隔,真息不调,人病辄死矣。"

人体原气聚于命门,故命门关乎人身存亡。原气衰微,耗伤真阴真阳,阴阳离散,人命危矣,即命门为"精气之根""死生之窦"。命门乃先天所生,为水火之源,藏真阳亦藏真阴,即真水与真火。人得先天命门之火益肾阴之水,此为人身阴阳盛衰之根。气旺则形壮,气尽则命危。

本篇重点强调命门乃人身阴阳之主宰。

(四)《小心真主篇》启示

本篇的内容与前文所论述的"命门为经主""命门藏真火""命门主神"等观点遥相呼应,再次肯定了小心即命门,强调了命门对于人身阴阳、精气之重要性,提出阴胜为命门火微、阳胜为命门水竭的观点,这也拓宽了临证用药思路。治病必求于本,命门精气、水火、阴阳即为一身之本,诸官之源,后世火神派医家善用附子,时获奇效,或源于此。命门不衰则十二官有化源之处,人身各处精气充足,则痼疾可愈。本篇既是对命门学说的完善,也是对《黄帝内经》"肾藏精"理论的补充。

八、《三关升降篇》:"命门通三关而交任督"

(一)《三关升降篇》题解

关为关口、要塞。本篇"三关"指人身玉枕、夹脊、尾闾三个部位,因其关乎人之生死,故名之曰关。

三关分布于人体上、中、下三部,上玉枕,中夹脊,下尾闾,共为命门水火所藏先天之气运行的三个重要关口,通过三关方可布达周身,濡养五脏六腑,确保人身健康。命门之气通过三关,循任督而升降,与后天之气相交而生生不息。《素问·六微旨大论》言:"升降出入,无器不有",三关概莫能外,三关正常升降是命门之气与后天之气相交资生的重要保证。

(二)《三关升降篇》摘要

在《三关升降篇》中命门被提及两次,出现于有关先天之气阐释及气衰治则治法中。本篇主要论述命门先天之气通过人身三关(玉枕、夹脊、尾闾),与后天脾胃之气交合,布散于五脏六腑,通达于十二经脉,以养周身百骸。

(三)《三关升降篇》解读

"巫咸问曰:人身三关在何经乎?岐伯曰:三关者,河车之关也。上玉枕,中肾脊,下尾闾。巫咸曰:三关何故关人生死乎?岐伯曰:关人生死,故名曰关。"

《钟吕传道集》曰:"河车者,起于北方壬水之中,肾藏真气,真气所生之正气乃曰河车。"河车为先天之气,即命门之气。三关为玉枕、夹脊、尾闾,此乃河车通行的重要关口。《命门真火篇》又言:"命门居于肾,通于任督。"命门之气通达于三关之间,循任督而升降。任脉为阴脉之海,督脉为阳脉之海,外与脾胃相维系。故命门先天之气,过三关而循行于任督,与脾胃后天之气相和,先天之气得后天之培润,乃得生长,后天之气得先天之滋育,乃得运化,两气相交而后生生不息,以养脏腑经络,周身百骸。

"岐伯曰:命门者,水中火也。水火之中,实藏先天之气;脾胃之气,后天之气也。先天之气不交于后天,则先天之气不长。后天之气不交于先天,则后天之气不化。二气必昼夜交,而后生生不息也。然而后天之气必得先天之气,先交而后生。而先天之气必由下而上升,降诸脾胃以分散于各脏腑。"

先后天之气乃人身之本,相较而言,又以先天为要,这点可从树木的生长加以感悟。枝叶乃树木后天之气运化而来,种子乃树木先天之气藏匿的场所;如果无种子的孕育,就没有枝叶的生长;故先天之气是死生所决。而三关乃先天之气通行的道路,气旺则通达无碍,气衰则寸步难行,百病由生。故后文云:"岐伯曰:'三关者,先天之气所行之径道也。气旺则升降无碍,气衰则阻,阻则人病矣。'巫咸曰:'气衰安旺乎?'岐伯曰:'助命门之火,益肾阴之水,则气自旺矣。'"

(四)《三关升降篇》启示

本篇以《黄帝内经》奇经八脉理论和道家思想为基础,通过对"三关"概念和功能的介绍,阐明了命门影响周身的途径,更进一步论证了命门与任督、十二经脉、五脏六腑的关系,强调命门先天之气的重要性。

气之运行,通过三关行于周身,十二经脉通达,气机通畅则健康长寿。在临证中,欲求三关之通达,需遵循"阴中求阳""阳中求阴"之理。助命门之火,资肾阴之水,水火既济,则先天旺;先天既旺,则三关通;三关既通,则百病消。

九、《亲阳亲阴篇》:"命门通神阙"

(一)《亲阳亲阴篇》题解

本篇"亲阳亲阴",实为"阳亲阳,阴亲阴"之简称。"阳阴"有两层含义,一是指邪气之属性,如风为阳邪、寒为阴邪;二是指不同邪气的易犯部位,如督脉之风府穴属阳,易为风邪(阳邪)所犯;任脉之神阙穴属阴,当命门火衰时,易为寒邪(阴邪)所犯,此即"阳亲阳,阴亲阴"之理。

在《黄帝内经》中,如《阴阳应象大论》《阴阳离合论》《阴阳别论》《阴阳类论》四篇均以"阴阳"称,阴在前而阳在后,成为一个固定词组搭配使用;在《外经微言》中,以亲阳亲阴为篇名,论及"阳阴",与"阳化气,阴成形""阳在外,阴之使也"的表述顺序一致,而命门内寓真火属阳,乃人身阳气之根本,再次彰显命门真火之重要性,亦含有"崇阳"思想。

(二)《亲阳亲阴篇》摘要

在《亲阳亲阴篇》中命门被提及 3 次,主要出现于脐与命门的关系阐释中。本篇主要通过论述"风邪"(阳邪)、"寒邪"(阴邪)侵袭人体部位的不同,表明"阳亲阳,阴亲阴"的道理,并明确指出寒邪犯脐与命门火衰密切相关。

(三)《亲阳亲阴篇》解读

"风后问于岐伯曰:风与寒异乎?岐伯曰:异也。风后曰:何异乎?岐伯曰:风者,八风也;寒者,寒气也。虽风未有不寒者,要之风各异也。风后曰:风与寒有异,入人脏腑亦有异乎?岐伯曰:风入风府,寒不入风府也。风后曰:其义何居?岐伯曰:风,阳邪;寒,阴邪。阳邪主降,阴邪主升。主降者,由风府之穴而入,自上而下也。主升者,不由风府,由脐之穴而入,自下而上也。风后曰:阴邪不从风府入,从何穴而入乎?岐伯曰:风府之穴,阳经之穴也。脐之穴,阴经之穴也。阳邪从阳而入,故风入风门也;阴邪从阴而入,故寒入脐也。阳亲阳,阴亲阴,此天地自然之道也。"

此段从风寒的阴阳属性不同,阐述"亲阳亲阴"的道理。风属阳邪,寒属阴邪;风入风府,寒入神阙。风府为督脉之穴,居上部,督为阳脉,居背部;神阙为任脉之穴,居下部,任属阴脉,居腹部。《素问·金匮真言论》云:"言身之阴阳,则背为阳,腹为阴。"故风为阳邪,犯于人身之上部、背部、督脉,上部、背部为阳,督脉为阳经之海;寒为阴邪,犯于人身之下部、背部、任脉,下部、腹部为阴,任脉为阴经之海;是以阳邪入阳经,阴邪入阴经,即"阳亲阳,阴亲阴"。这与《黄帝内经》所提出的观点具有相似之处,《灵枢·百病始生》:"清湿袭虚,则病起于下;风雨袭虚,则病起于上。"清湿即是寒湿之意,清湿自下而来,为阴邪,故病起于下;风雨自上而来,为阳邪,故病起于上,此亦"阳亲阳,阴亲阴"。

"风后曰:风穴招风,寒穴招寒,风门,风穴也,宜风之入矣。脐非寒穴也,何寒从脐入乎?岐伯曰:脐非寒穴,通于命门,命门火旺,则寒不能入,命门火衰,则腹内阴寒,脐有不寒者乎。阴寒之邪,遂乘虚寒之隙,夺脐而入矣,奚论寒穴哉。风后曰:善。"

本段指出寒邪致病于脐,与命门火衰密切相关。风为阳邪,风门为阳经风穴,根据"阳亲阳、阴亲阴"的原则,风邪进犯风门,其理相同。而脐即神阙穴,虽为阴经之穴,但并非寒穴,寒邪进犯,之所以犯及神阙,乃因命门火衰。神阙通于命门,命门火衰致神阙阳气不足,阳气不足则腹中阴寒渐生,故寒邪乘虚寒之隙,夺脐而入。此论强调寒邪致病的根本原因,不在于神阙穴的属性(即是否为阴穴),而在于命门火衰(即命门火衰使其寒),故抗寒邪的根本在于培育命门之火,使其盛而不衰。由此论可推测,风邪致病亦为此理。命门藏先天阴阳,主无形水火,命门真火不衰则邪不可侵。在临床中,也常以敷脐、艾灸神阙穴等疗法治疗命门火衰,如治疗原发性痛经、泄泻、前列腺炎等,乃至部分外科疾患如腰椎间盘突出症、颈椎病属命门火衰者,都有显著疗效。

(四)《亲阳亲阴篇》启示

本篇阐明了风寒邪气中人"阳亲阳,阴亲阴"的特点,和《黄帝内经》的观点具有相似性,不同之处在于本篇将邪气犯人的病位落实到经络腧穴,且强调了命门之火的重要性。

神阙通于命门,不能认为神阙为阴穴,此乃阴中之阳。命门火旺时,寒邪不能侵入神阙;命门火衰时,寒邪可长驱直入。因此,在日常调养中,从未病先防的角度,应着重考虑温扶命门之火,命门之火不衰,自可拒寒邪于外。

第三节 《外经微言》命门理论延伸

在《外经微言》中,《命门经主篇》冠以"命门"为篇名,指出命门内寓真火,乃人身阳气之根本,生命活动之原动力。十二经之火得命门之真火方能生化,十二官之职能亦靠命门方能司职,命门为十二经之主。

本篇强调"命门属火,宜与火相亲……所谓一阳陷于二阴之间也""命门为主,供十二官之取资。其火易衰,其火亦易旺,然衰乃真衰,旺乃假旺";"一阳陷于二阴",此乃《易经》八卦"坎"卦之象;命门属火,其火易衰,"火神派"鼻祖郑钦安指出"坎中一点真阳,乃人身立命之根"。

一、万物生长靠太阳,人类健康守命门

(一)万物生长靠太阳

众所周知,太阳与地球万物关系密切,地球之光与热大部分来自太阳,如果太阳不再向地球提供能量,万物生命活动将会停止。因此,太阳维系地球万物之生存及发展,太阳活动之强弱,对万物各系统或机能影响甚大。从某种意义上说,万物生长靠太阳。随着空间科学技术之不断发展,边缘学科——日地物理学应运而生。

太阳黑子是太阳表面炽热气体的巨大漩涡,温度大约为 4 500 ℃,其比太阳光球层表面温度低,故呈深暗色斑点。太阳黑子较少单独出现,而是成群活动,周期大约为 11.2 年。太阳黑子呈周期性变化,此起彼伏,直接反映太阳活动的强弱。自 1755 年开始,天文学家对黑子"ê"活动标号统计,以太阳黑子最少年为"开始年",称为"太阳黑子活动极小年",太阳黑子最多年则称为"太阳黑子活动极大年"。太阳活动周期,乃太阳黑子数及其他现象之准周期变化,其会导致空中气体、地面物质及地球气候的变化。天文工作者将太阳黑子观测结果进行合理统计,确定每年及每月太阳黑子的相对数并定期公布。中国近代地理学和气象学奠基人竺可桢立足考古资料及历史记载,系统论证我国近 5 000 年的气候变迁,得出结论:太阳变动制约地球气象变化,许多长期气候要素亦存在 11 年循环周期。美国国家大气研究中心亦指出,太阳活动周期与

全球气候密切相关,太阳活动高峰期和活动余波均可导致类似"拉尼娜"和"厄尔尼诺"现象。

随着现代天文学研究水平的不断提升,预测太阳活动已取得长足进展,全世界有 15 个中心于 24 h 预报太阳活动、收集地球物理参数并及时共享数据;我国北京、南京及云南等天文台皆参与其中。目前,参与太阳活动研究的团队不断壮大,汇集太阳物理、地球物理、空间物理、气象、水文、通信、农业、生物及医学等科学工作者,以期早日揭开太阳活动的神秘面纱。

(二) 人类健康守命门

《灵枢·岁露论》指出:"人与天地相参,与日月相应也。"太阳活动与人类健康息息相关。由于人类生殖细胞对太阳辐射极其敏感,男性精原细胞尤为显著。因而,处于太阳活动异常期受孕的胎儿极易畸形。若孕妇处于太阳活动高峰期,发生"早产"及"流产"的概率显著提高;此时出生的婴儿,体质相对虚弱,生长发育迟缓。有研究表明,当太阳活动处于高峰期,尤其是太阳大耀斑磁爆后第一日,发生冠心病或猝死人数显著增加,因此,本日亦有心血管系统疾病"致命日"之称。

"天之大宝,只此一丸红日,人之大宝,只此一息真阳"。大自然以"阳气"为主导,太阳能温养万物,助力万物生、长、化、收、藏。命门内藏真阳,好比自然界之太阳,维系人类生、长、壮、老、已。《素问·宝命全形论》指出:"人以天地之气生,四时之法成。"《素问·四气调神大论》进一步阐释"夫四时阴阳者,万物之根本也,所以圣人春夏养阳,秋冬养阴,以从其根,故与万物沉浮于生长之门"。如果说万物生长靠太阳,那么人类健康守命门,命门是人体的"生、长、壮、老、已"之门。命门是人体生命的根本,先天之气蕴藏所在,气化的本源,命门是人体的"生命之门"。世界卫生组织在《迎接 21 世纪的挑战》报告中明确指出:"21 世纪的医学,不应该再继续以疾病为主要研究对象了,而应当以人类的健康,作为医学研究的主要方向。"国医大师陆广莘认为,万物并育而不相害,与万物沉浮于生长之门,这是人类健康生态目标模式。

二、大自然是以"阳气"为主导的圆运动

《素问·天元纪大论》指出:"太虚寥廓,肇基化元,万物资始,五运终天。

布气真灵,总统坤元,九星悬朗,七曜周旋。"医中先哲昼参日影,夜考极星,总结天地之气的运行规律,而后始有中医学。《素问·四气调神大论》指出:"四时阴阳者,万物之终始也,死生之本也。"《素问·六微旨大论》指出:"出入废,则神机化灭;升降息,则气立孤危。故非出入,则无以生、长、壮、老、已;非升降,则无以生、长、化、收、藏。"自然环境乃人类赖以生存的物质前提,人身的生理病理变化,无不受其影响,故天地为大宇宙,人身乃小宇宙;从寥廓太虚至银河星系,从太阳系星云漩涡运动至地球公转形成四季迭替,再到人身阳气之"生、长、化、收、藏",于不同时空的万物,皆遵循"阳气圆运动"之道;"运动圆通",则人身健康;"运动不圆",则百病丛生。

(一)四季阳气圆运动

《黄帝内经》多篇涉及"圆运动"思想,而《素问·四气调神大论》尤为显著,同道多认为,此大论主要探讨四时养生理论。然笔者认为,其学术意义在于借助"春、夏、长夏、秋、冬"之"生、长、化、收、藏"等特性,彰显"阳气圆运动"之理(图2-1)。

春三月,谓之"发陈",天地阳气以"生"为能,万物欣欣向荣,"夜卧早起"提示宜顺应阳气"生升"之规律,"广步于庭"提示宜疏通经脉,"生而勿杀"提示宜顺应阳气升发之机。肝于时应春,于位应东方,于象应木,以"生"为性,故违逆升发之机,则易于伤肝。同时,逆"春生"之性,则"夏长"无源,故"夏为寒变"。

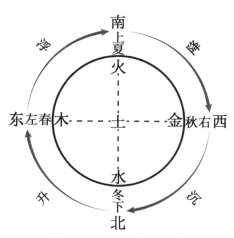

图2-1 四季阳气圆运动

夏三月,谓之"蕃秀",天地阳气以"长"为能,万物华英成秀,"天地气交"提示夏季阳气由升转浮,"使志无怒"提示不宜使阳气过于耗散,使其上浮而毫无约束。心于时应夏,于位应南方,于象应火,以"长"为性,故违逆长养之机,则易于伤心。同时,逆"夏长"之性,则秋无所"收",冬无所"藏",故"冬至重病"。

秋三月,谓之"容平",天地阳气以"收"为能,万物凋零,此时,若大气阳热未能及时敛降,则易于化燥伤人,故宜"使志安宁"。"无外其志"提示不宜欲望过多而耗散阳气,如此,方能顺应阳气收敛之机。肺于时应秋,于位应西方,于象应金,以"收"为性,故违逆收敛之机,则易于伤肺。同时,逆"秋收"之性,则"冬藏"无源,故"冬为飧泄"。

冬三月,谓之"闭藏",天地阳气以"藏"为能,万物蛰伏。"水冰地坼"提示天地"收藏"之力极强,水化为冰,地亦因之而裂,此时宜"无扰乎阳",以顺应阳气"冬藏"之性。肾于时应冬,于位应北方,于象应水,以"藏"为性,故违逆闭藏之机,则易于伤肾。同时,逆"冬藏"之性,则"春生"无根,故"春为痿厥"。

于本大论中,"长夏土"之特性未阐释,然结合《素问·脏气法时论》之"脾主长夏"及《素问·太阴阳明论》之"脾者,土也,治中央,常以四时长四藏,各十八日寄治,不得独主于时也"等经文;一年阳气,春生、夏长、秋收、冬藏,"长夏土"之性为"化",居"生""长""收""藏"之中。"春夏秋冬"四季,分别由"肝心肺肾"所主,而"长夏土"位居中央,此乃"四季"及"五脏"圆运动之中轴,其于四季末各旺十八日,灌溉四脏,斡旋四维。因此,长夏土气,不独主时,亦即"主于四时",无土不成世界,故《素问·太阴阳明论》总结为"土者,生万物而法天地,故上下至头足,不得主时"。

综上所述,四季之"春生、夏长、秋收、冬藏"有序迭替,阳气之"升、浮、降、沉"则与之相应,此乃万物产生变化的根本原因,阳气圆运动畅通无阻,人身顺而应之,则人体安和。

(二)八节阳气圆运动

八节指的是八大节气,分别为立春、立夏、立秋、立冬、春分、秋分、夏至、冬至。《易经·系辞传》指出:"八卦成列,象在其中;因而重之,爻在其中;刚柔相推,变在其中;系辞命之,动在其中。"在《易经》体系中,八个具有特定象征意义之图式构成八卦,"爻"乃八卦的构成单位,"—"代表阳爻,"--"代表阴爻;阴阳两爻,刚柔相推,八卦始成,分别为"乾、坤、坎、离、震、艮、兑、巽",分别应象"天、地、水、火、雷、山、泽、风"。《易经·系辞传》指出:"天地定位,雷风相搏,山泽通气,水火不相射。"不难看出,"先天八卦"重在探讨阴阳对立关系,本段暂不讨论,重点探讨"后天八卦"。

《易经·系辞传》指出:"帝出乎震,齐乎巽,相见乎离,致役乎坤,悦言乎兑,战乎乾,劳乎坎,成言乎艮。"《史记·天官书》理解为:"斗为帝车,运于中

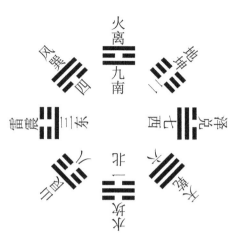

图 2-2 后天八卦阳气圆运动

央,临制四乡,分阴阳,建四时,均五行,移节度,定诸纪。"后天八卦图乃先哲观察北斗斗柄之推移绘制而成,以八方应象八节,从而形成有序更迭之环转周期图。如图 2-2 所示,后天八卦四正位分别为震东、离南、兑西、坎北,四隅位分别为东南巽、西南坤、西北乾、东北艮。

对于"帝出乎震",震卦于方位应东方,卦象为一阳爻在下、二阴爻在上,提示"一阳"推"二阴"而上,其于节气应"春分",大气由寒转温,上年封藏之阳热,由地下升出地上,此时,阳气开始上升。对于"齐乎巽",巽卦于方位应东南,卦象为一阴爻在下、二阳爻在上,提示"一阳"已冲破阴霾,其于节气应"立夏",大气由温转热,此时,阳气开始由升转浮。对于"相见乎离",离卦于方位应正南,卦象为二阳爻在外、一阴爻在内,提示"一阴"已胎于"二阳"之中,其于节气应"夏至",夏至一阴初生,大气外虽炎热,然转凉之机已伏,此时,阳气浮中有降。对于"致役乎坤",坤卦于方位应西南,卦象三爻皆阴,提示土下阴寒极盛,其于节气应"立秋",大气酷热,阳气全数外出,土下阴气盛极,此时,阳气浮至极点,土下阳气极虚,故卦为"纯阴"之象。对于"悦言乎兑",兑卦于方位应正西,卦象为一阴爻在上、二阳爻在下,揭示"一阴"压"二阳"而下,其于节气应"秋分",秋季金气弥漫,大气逐渐转凉,阴压于外,阳藏于内,此时,阳气开始敛降。对于"战乎乾",乾卦于方位应西北,卦象三爻皆阳,提示土下阳气盈满,其于节气应"立冬",大气严寒,阳气封藏于内,此时,阳气沉至极点,土下阳气极满,故卦为"纯阳"之象。对于"劳乎坎",坎卦于方位应正北,卦象为二阴爻在外、一阳爻在内,揭示"一阳"已胎于"二阴"之中,其于节气应"冬至",冬至一阳初生,大气外虽严寒,然转温之机已伏,此时,阳气沉中有升。对于"成言乎艮",艮卦于方位应东北,卦象为一阳爻在上、二阴爻在下,提示"二阴"排"一阳"而上,其于节气应立春,大气由寒转温之机已伏,此时,阳气开始由沉转升。

综上所述,后天八卦通过卦图形象揭示一年阳气于"八节"之升、浮、降、沉,进行有序圆周运动,年年不变,岁岁相同,周而复始,循环往复。

（三）二十四节气阳气圆运动

于世界版图中，中国地处北温带，夏至之时，太阳开始往南，大气压力向下，地上阳气下降；冬至之时，太阳开始往北，地下阳气上升。如此，圆周不息，运动不止，便形成二十四节气有序环流之"春温、夏热、秋凉、冬寒"，如图2-3所示。

细而言之，时至立秋、处暑，此乃阳气圆运动的起点；立秋之际，金气开始化生，大气压力始降；处暑之时，地面阳气，经金敛降，归于土中；立

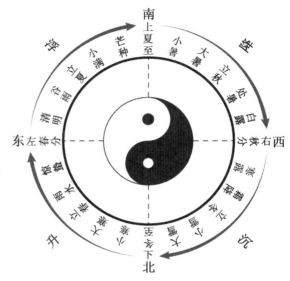

图2-3　二十四节气阳气圆运动

秋、处暑以后，阳气潜降，万物得根。时至白露、秋分，白露之际，阳气下降，阴气始生，便见"露"气；秋分之时，地上地下之阳气平分。时至寒露、霜降，寒露之际，地上阳气，渐降地下，白露之露，但觉其凉，寒露之露，始觉其寒；霜降之时，阳气渐降，寒气渐盛，"露"变成"霜"。时至立冬、小雪，立冬之际，地上转寒，阳气入地，秘于水中；小雪之时，地上更寒，收敛力大，"雨"变成"雪"。时至大雪、冬至，大雪之际，地上雪大，地下阳气深潜；冬至之时，阳气降沉已极，物极必反，沉极则升。时至小寒、大寒，阳气降极而升，然经"寒"之封藏，直升之性受制，故小寒而后大寒，封藏而又封藏，如此，万物阳根深厚。时至立春、雨水，立春之际，阳气由沉转升，大气逐渐转温；雨水之时，阳气春升，地面气温，雨化为水。时至惊蛰、春分，惊蛰之际，万物随阳气之升发而惊动，过冬蛇虫开始启蛰，草木开始萌发；春分之时，地上地下之阳气平分。时至清明、谷雨，清明之际，阳气有序升发，天气清净光明；谷雨之时，阳气升出地面较多，行云布雨，宜于种谷。时至立夏、小满，立夏之际，阳气由升转浮，天气逐渐转热；小满之时，去年封藏之阳气升浮，加上今年新到之阳气补充，地上阳气小满。时至芒种、夏至，芒种之际，阳气小满，雨量充沛，麦穗生芒；夏至之时，阳气升浮已

极,物极必反,浮极则降。时至小暑、大暑,"暑"乃指太阳直射地面之阳热;小暑、大暑揭示地上阳气多寡,小暑之际,地上阳气较少;大暑之时,地上阳气较多。

综上所述,一年二十四节气,因有阳气春升、夏浮、秋降、冬沉,始有万物春生、夏长、秋收、冬藏。太阳之热,乃万物生命之原动力;此阳热经"秋"由地上"降"入地下,经"冬"则"沉"于地下水中;次年交"春",与水化合之后,"升"出地上;交"夏"则"浮"于地上,经秋再携新到之阳热而降沉,此乃大气二十四节气之阳气圆运动。

(四)平人之气与圆运动

《易经·系辞传》指出:"天道曰圆,地道曰方。"自然界呈现周期性循环,亦即圆运动,诚如《吕氏春秋·圆道》所载:"日夜一周,圆道也。精行四时,一上一下,各与遇,圆道也。物动而萌,萌而生,生而长,长而大,大而成,成而衰,衰而杀,杀乃藏,圆道也。"自然界万物之生、长、壮、老、已,皆为如环无端之圆运动。

《易经·系辞传》指出:"天地之大德曰生。""德"意为"合",天地之气,合而有生。自然万物变化不离"生、长、化、收、藏",亦根于五行各当其位。《素问·五常政大论》载:"木曰敷和,火曰升明,土曰备化,金曰审平,水曰静顺。"此乃五运平气,即阳气于五方运行之常性,故曰"五行"。《素问·六节藏象论》指出:"五运之始,如环无端。""环"意通"圆",指五行相贯,环周如圆,生气演化,尽在圆中。《素问·生气通天论》指出:"四维相代,阳气乃竭。"生命之气禀于太阳之热,夏季太阳投至地面之阳热,得秋金敛降,至冬潜藏入土下寒水之中,迎春木生发之气,阳热浮越空中,再同新到太阳之热交合,开始下一个循环。"升、浮、降、沉"而成阳气圆运动之"四维",四维旋转而水火相抱。《素问·天元纪大论》指出:"水火者,阴阳之征兆也。"坎水居下为"体",藏相火主"位"("相火以位"),从乙己升于南方,谓之阳;离火居上为"用",化君火主"明"("君火以明"),顺甲戊降于北方,谓之阴;阴阳燮理,坎离交合,谓之中气。《四圣心源·天人解》指出:"戊土为胃,己土为脾。己土上行,阴升化阳,阳升于左,则化为肝,升浮于上,则化为心;戊土下行,阳降化阴,阴降于右,则化为肺,降沉于下,则化为肾。"在生理上,戊己互用,升降相因,燥湿相济,纳化相依;两土冲和,四维有序,运动乃圆,此乃正盛;两土失和,四维逆乱,运动失圆,此为正虚,故《金匮要略》指出："四季脾旺不受邪。"土气居于中而似"轴",四维居于外而为"轮",轴运轮行,轮转轴灵。

人身之气,以中气为"轴",以四维为"轮",左升右降,上浮下沉,圆运不息。轴旋转于内,轮升降于外,为中医生理;轴不旋转,轮不升降,为中医病理;运动轴之旋转去运动轮之升降,运动轮之升降来运动轴之旋转,为中医医理。从某种意义上说,一切外感、内伤诸病,皆因"中轴失灵、四维倒作"而起。

三、人以天地相参,阳主而阴从

《易经·系辞传》指出:"一阴一阳之谓道。"《道德经·第二十五章》指出:"人法地,地法天,天法道,道法自然。"《素问·阴阳应象大论》总结为:"阴阳者,天地之道也,万物之纲纪,变化之父母,生杀之本始,神明之府也,治病必求其本。"故辨别阴阳大道,探求阴阳至理,治病必求其本,而本于阴阳。

清代郑钦安潜心研读《易经》《黄帝内经》及《伤寒论》,始悟阴阳合一之道及张仲景立方垂法之美。郑钦安指出,自汉代以来,《伤寒论》注家甚多,然皆未道出阴阳底蕴,宗旨未明,源头欠清,故精通张仲景之道者寡。郑钦安认识人体生理、病理、辨证、识病、选方、用药等,均以"阴阳"为纲,形成鲜明的学术特色。病情错综变化,非一二端能尽,若逐经逐脏逐腑而立论,旨越多而意反侮。其实,千变万化,不越阴阳。《医理真传·序》中指出:"医学一途,不难用药,难于识症;亦不难识症,而难识阴阳。"因此,郑钦安认证只分阴阳。纵观古今,阴阳理论广泛运用于阐述人体生理功能、病理变化、疗效判定及预后转归,诚如《素问·至真要大论》所指出"谨察阴阳所在而调之,以平为期",思求经旨,演其所知,善诊病者,察色按脉,先别阴阳,阴阳为纲,判分万病,调整阴阳,以平为期。《素问·生气通天论》指出:"自古通天者,生之本,本于阴阳。"阴阳二气,运动有序,人身康健。《素问·阴阳应象大论》进一步指出:"阳生阴长,阳杀阴藏。"四时更迭,阳气主导,阳气有序春生、夏长、秋收、冬藏。于四季之春,阳气处于"升生"状态;于四季之夏,阳气处于"长养"状态;于四季之秋,阳气处于"收敛"状态;于四季之冬,阳气处于"封藏"状态。如此,阳气功用有序迭替,方能衍化万物之生、长、收、藏。因此,阴阳平衡,并非等量齐观,而是以"阳气"为主导的动态平衡,亦即"阳主阴从"。诚如西汉董仲舒于《春秋繁露·阳尊阴卑》中所指出:"物随阳出入,数随阳终始。阳为岁主,天下昆虫,随阳出入;天下草木,随阳生落。"

《素问·生气通天论》指出:"阳气者,若天与日,失其所,则折寿而不彰,故天运当以日光明。"明代张景岳于《类经附翼·求正录》中解释为:"天之大宝,只此一丸红日;人之大宝,只此一息真阳。"清代郑钦安于《医法圆通·食气篇》中进一步发挥经旨指出:"人奉生不死,赖先天真气,真气在则人活,真气亡则人死。"阳气运动不息,周流不止,人活一口气,亦即此"阳气"。阳气内秘,则人存活。人奉生不死,亦赖此阳气。阳气未伤,百病不作。因此,阳气乃生命所系,亦为康寿之本。

参考文献

[1] 陈士铎.外经微言[M].北京:中医古籍出版社,1984:1-2,177-184,191-195.

[2] 张岫峰,冯明清,刘淑华.黄帝外经浅释[M].上海:第二军医大学出版社,2006:3.

[3] 刘璐.陈士铎脏腑理论特色及其临床运用的研究[D].北京:北京中医药大学,2015.

[4] 胡镜清,路洁,刘喜明,等.名老中医经验传承研究内容与方法的思考[J].中华中医药杂志,2009,24(10):1346-1348.

[5] 王阶,熊兴江.名医经验传承探索之路[J].中医杂志,2011,52(7):545-549.

[6] MCLEOD HL, EVANS WE. Pharmacogenomics:Unlocking the human genome for better drug therapy[J]. Ann Rev Pharmacol Toxicol, 2001, 41(1):101.

[7] 德勒兹.康德与柏格森解读[M].张宇凌,关群德,译.北京:社会科学文献出版社,2002:27.

[8] 陈立夫.中医之理论基础[J].福建中医药,1989,20(1):2-3.

[9] 张敬文,鲁兆麟.命门探源[J].辽宁中医杂志,2007,34(1):31-32.

[10] 黄欣宜.《黄帝内经》根结标本理论的探讨及后世应用研究[D].北京:北京中医药大学,2007.

[11] 郭海媚,陈波,陈泽林,等.浅析标本根结、气街四海理论在针灸临床取穴与配伍中的应用[J].陕西中医,2019,40(8):1112-1115.

[12] 让银拴.标本根结在针灸临床上的指导作用[J].山西中医,1989,5(4):27-29.

[13] 李卫东.标本根结临床应用举隅[J].上海针灸杂志,2009,28(8):474.

[14] 胡乐星,齐瑞,严隽陶.经络理论中根结标本发展及应用浅析[J].浙江中医药大学学报,2014,38(8):1012-1016.

[15] 陈嘉荣,卢阳佳,黄泳,等.针灸治疗近视取穴规律文献研究[J].中医杂志,2011,52(16):1413-1416.

[16] 张琳琳,张翠红,马晓芃,等.针灸治疗干眼症的现状与展望[J].针灸临床杂志,2014,30(1):62-66.

[17] 王守平.深刺睛明穴治疗中风急性期疗效观察[J].中国针灸,2000,20(7):21-22.

[18] 朱文增,朱莉莉,倪金霞,等.针刺内睛明穴为主治疗干眼27例[J].中国针灸,2017,37(1):107-108.

[19] 周雅萍,赵君.睛明穴的解剖学研究及针刺应用[J].甘肃中医,2005,18(9):32-33.

[20] 徐象党,金联洲,楼新法,等.睛明穴的解剖学研究[J].中国针灸,2006,26(6):415-416.

[21] 许敬春,张庆福.论小心与命门[J].天津中医,2001,18(3):44-45.

[22] 赵献可.医贯[M].北京:中国中医药出版社,2009:9.

[23] 张景岳.景岳全书:下[M].北京:人民卫生出版社,2007:55.

[24] 李付平,张秀芬,杨贵真,等.探讨张景岳对脾胃学说的继承与发展[J].中国中医基础医学杂志,2019,25(11):1504-1507.

[25] 薛己.内科摘要[M].申玮红校注.北京:中国医药科技出版社,2012:11.

[26] 叶嘉礼.伤寒论六经辨证与"圆运动"相关性研究及规律探讨[D].广州:广州中医药大学,2014.

[27] 林殷.命门学说研究[D].北京:北京中医药大学,2003.

[28] 张锡纯.医学衷中参西录[M].太原:山西科学技术出版社,2009:284.

[29] 夏丽娜,陈西平,泽翁拥忠.论命门为君主之官[J].国医论坛,2007,22(6):41-42.

[30] 刘永凤,张如宾.从《易经》八卦论中医心与肾的关系[J].甘肃中医学院学报,1991,8(4):6-7.

[31] 陈谊敬,郑洪新."命门"辨析[J].中华中医药学刊,2013,31(7):1537-1539.

[32] 张景岳.类经图翼 类经附翼 质疑录[M].太原:山西科学技术出版社,2013:256.

[33] 施肩吾.钟吕传道集[M].上海:上海古籍出版社,1989:30.

[34] 郭振山.陈士铎痰病论治思想研究[D].北京:北京中医药大学,2013.

[35] 梁伍,袁碧仪.敷脐疗法的临床应用现状与思考[J].中医研究,2009,22(8):61-64.

[36] 刘海永,张瑾,尹爽,等.百笑灸灸关元、神阙穴配合毫火针针刺次髎穴治疗原发性痛经的临床研究[J].河北中医药学报,2020,35(2):29-32.

[37] 周莉,樊荣华.温阳神阙贴配合海盐热敷治疗中风合并泄泻患者的效果观察[J].当代护士(下旬刊),2020,27(4):109-110.

[38] 方燕,孙科儿,王海燕.艾盐包热熨对腰椎间盘突出症微创术后康复效果的影响[J].新中医,2019,51(11):284-286.

[39] 潘路平,杨瑜.隔药饼灸治疗寒凝血瘀型痛经临床研究概况[J].新中医,2020,52(6):121-123.

[40] 周炜,王丽平,张树源.穴位贴敷疗法的临床应用[J].中国针灸,2006,26(12):

899-903.

[41] 龚敏.穴位敷贴治疗对前列腺炎临床疗效观察[C]//中国中西医结合学会男科专业委员会.首届男性大健康中西医协同创新论坛暨第三届全国中西医结合男科青年学术论坛论文集.北京:中国中西医结合学会,2019:156.

[42] 张舒翼.脐针治疗颈型颈椎病的临床疗效观察[D].广州:广州中医药大学,2018.

[43] 时媛媛,邵芳冰,王施慧,等."三阴交、风池、风府"为角穴论治经间期失眠[J].浙江中医药大学学报,2019,43(4):371-373.

[44] 姜硕.足三里穴配伍应用古代文献研究[D].济南:山东中医药大学,2010.

[45] 乔荣斌,李孟,文欣如,等.针灸治疗髓海不足颈性眩晕的体会[J].内蒙古中医药,2012,31(19):49.

[46] 陆广莘.命门学说源流考[J].中国中医基础医学杂志,1997,3(3):7.

[47] 沈海璋.万物生长靠太阳——太阳活动对地球和人类的影响[J].世界科学技术(科学论坛),1997(1):3-4.

[48] 白思胜.太阳黑子活动周期成因探讨[J].固原师专学报(自然科学),2004,25(6):33-35.

[49] 徐俊培.太阳黑子:了解太阳状态的窗口[J].世界科学,2004(10):5-7.

[50] 李可军,冯雯,梁红飞.异常的第24太阳活动周——新千年的第一个完整的太阳活动周[J].中国科学:物理学 力学 天文学,2010(10):1293-1301.

[51] 褚哲,聂清香,张军.太阳黑子的世纪周期及对24、25活动周的预报[J].天文学进展,2010(2):179-187.

[52] 王亚敏,郭勃,张玲霞,等.地磁Ap指数与太阳黑子数的交叉小波分析及R/S分析[J].地理科学,2011(6):747-752.

[53] 陆广莘.中医学的人类健康生态目标模式——万物并育而不相害,与万物沉浮于生长之门[J].山西中医,2004,20(6):37.

[54] 彭子益.圆运动的古中医学[M].北京:中国中医药出版社,2007.

[55] 朱章志,谢欣颖,林明欣,等.从阳气运动探析代谢综合征[J].中医杂志,2014,55(11):988.

第三章
近现代命门学说研究

命门学说的既往研究，多关注于宋明理学和道教文化的影响，对近现代命门学说传承的社会文化背景探讨较少。我们知道，一种学说的产生与发展都受它所处时代的科学技术和社会文化背景的影响，命门学说也是如此。近年来，多数学者结合现代科学以及生物解剖等技术，对命门的功能及形态展开深入探索。笔者不忘"同启'生命之门'，共探'生命之秘'"初心，聚焦命门学说，发起面向全国的第五期求真讲坛暨《中华中医药杂志》"命门研究"专题研讨会，从命门学说的文献研究、理论研究、临床研究以及实验研究进行全方位、多角度、一体化探讨，旨在守正传承命门理论精华，融合创新命门临床应用，助力命门研究"连片化""系统化"和"实用化"。核心观点"万物生长靠太阳 人类健康守命门"和"命门学说是中医学传承、创新、发展'命门'"被《人民日报》、中央广播电视总台主办的"央广网"和国家中医药管理局主办的《中国中医药报》等主流媒体报道。如果说明清时期是命门学说的第一个高峰，那么新时代正在孕育命门学说的第二个高峰。

第一节　命门学说研究新背景

近年来，现代科学技术迅猛发展，一批新兴学科异军突起，包括基因工程、分子生物学、生物化学、遗传学、细胞生物学、免疫学、化学、物理学、信息学等。这些新兴学科不仅可以从现代新兴技术角度理解中医药方法论，还可为中医药研究所用，为多学科交叉融合研究命门学说、促进命门学说的完善与发展提供良好契机，更好地为新时代人民的健康保驾护航。

首先，应用现代科技手段初步揭示命门实质。如任艳玲等从现代医学"神经—内分泌—免疫"（neuro-endocrine-immunity，NEI）角度提出，调节命门阴阳可能改善了紊乱的 NEI 网络，从而对各系统疾病发挥治疗作用。

有实验研究表明，中医命门与西医 NEI 网络存在本质联系，形成"命门—神经—内分泌—免疫"网络系统，在自身保持平衡协调的同时，完成对内环境稳态及循环、呼吸、消化、泌尿、造血、生殖等系统的调节整合，或者说是对心、肝、脾、肺、肾的阴、阳、气、血的平衡调控，即对人体生命系统的调控。蓝海等探讨命门学说与现代医学干细胞理论的关联，指出先天之精在出生后的作用主要通过多能干细胞分化，各器官系统的成体干细胞及其先后分化的终末细胞的正常功能来体现。在发育过程中，成体干细胞按一定的时间与空间顺序增殖分化，最终形成人体组织器官。因此，"命门"可能是多能干细胞产生的场所。

其次，拓展了命门学说的临床应用范围。近现代研究的命门—肾—元气说、脑为命门说、内分泌系统说等命门学说，为心脑肾血管疾病、肿瘤等提供了新的治疗思路。

如脑中风是一组以脑部缺血及出血性损伤症状为主要临床表现的疾病，又称脑卒中或脑血管意外，具有极高的病死率和致残率。陈根成等认为，"命门火衰，原气虚损"是诸多危急重症发病的共同病机，而"内虚邪中"是中风的重要病机。又如高血压，有学者根据命门学说指出，早期高血压可分"虚不制火"和"实火上炎"两种情况，均表现为亢奋，但亢奋日久，必转为衰，终成高血压中晚期虚衰之证。因此，补益命门，是治疗高血压的根本方法。另外，有学者注意到，治疗下丘脑垂体病变的中药大都属于命门的药群，其理、法、方、药恰恰体现了从命门论治的思想，这也是"命门实质可能是脑垂体（包括部分下丘脑）"的有力依据。

最后，深化了对某些疾病的认识。万物生长靠太阳，人类健康守命门。命门之于人体，犹如太阳之于地球，阳光充足，则万物生机勃勃。在自然界，阴寒潮湿、空气滞涩之地易生"蘑菇"，而阳光普照、空气流通之地则"蘑菇"难长。人之体质犹如地之土壤，肿瘤则如"蘑菇"，命门火旺、阳气充足、气机顺畅之体，肿瘤难生；而命门火衰、阳气虚弱、寒凝郁滞之体，肿瘤易长。

第二节　命门学说研究新认识

命门学说是中医学理论体系的重要组成部分,既往研究多侧重于探讨宋明理学与道教文化对其影响,而以命门实质为目标的研究相对较少。一种学说的产生与发展都离不开它所处时代科学技术背景的影响,命门学说也是如此。近年来,诸多学者结合现代科学最新进展,围绕命门功能及形态展开深入探索,对"继承好、发展好、利用好"命门学说具有一定的推动作用。

一、进展:命门实质在争论而内涵在深化

关于命门实质包括命门形态及部位的争论一直延续到现代。尽管《难经》及后世医家的说法不一,但都认同"命门"的存在,位置在肾内或两肾之间。随着现代医学发展,诸家对《难经》"左肾右命门"的说法产生质疑。因为从解剖学角度看,左右两肾的功能基本相同,临床上如果因为疾病把右肾切除,也并未发现患者从此丧失维持生命的"命门"功能。由此可见,肾和命门是二物,并非一物,尤其《黄帝内经》早已提出两肾之间有"小心",表明二者具有不同的形态和部位。目前,关于命门实质的主要观点有 4 种,即"命门为内分泌系统"说、"命门为脑"说、"命门为生殖系统"说和"命门为窦房结"说。

(一)"命门为内分泌系统"说

纵观中医学发展史,固然有少数命门异论,但大多数医家认为命门与肾密切相关。与此同时,越来越多学者认为,肾并非单指现代医学之肾脏,可能还与肾上腺、下丘脑、垂体和其他内分泌器官有关。赵棣华和陈新生认为肾、肾气、命门不可分割,"肾间动气"是命门,而"命门"亦可能是肾上腺。朱明和乔富渠等同样认为命门与肾上腺的位置和生理功能基本吻合,在解剖结构上相当于肾上腺,在生理功能上相当于内分泌系统。邵念方认为命门的物质基础为环核苷酸,从侧面解释命门功能失调会导致自主神经功能紊乱。任艳玲更是直接指出,中医命门与西医"神经—内分泌—免疫"(neuro-endocrine-immunity,NEI)网络之间存在本质联系,对命门阴阳的调节可能改善了紊乱

的 NEI 网络。而在临床中也确实发现,肾阳虚的患者往往具有下丘脑-垂体-肾上腺皮质系统兴奋性低下的改变。此外,还有一些学者指出命门为下丘脑或前列腺。

(二)"命门为脑"说

道教称脑为"泥丸宫",其精在肾,流入泥丸则为脑。从脑的生理功能看,脑贮藏脑髓,为元神之府,主宰人体的一切生命活动。现代人体解剖学表明,两肾之间的脏器组织主要是位于脊椎骨内的脊髓,而脊髓上通于脑,实乃脑之延伸,二者合称脑髓,是人体的神经中枢。贾耿认为先天之精凝聚变化而成的脑是命门先天物质与机能的实质所在。黄澍也认为命门是维持人体正常生命活动的枢纽,是人体元精、元气、元神产生和藏舍的场所,其主要实质器官是脑髓,其系统尚包括脊髓、神经纤维、内分泌激素和神经递质等。郑雅琴认为命门为元阳元阴之所居、生命之窦,其位置应在头部。张志锋继承孙一奎"坎中之阳"和"肾间动气"的说法,认为脑(包括脊髓)即命门。

(三)"命门为生殖系统"说

《难经·三十六难》指出"男子以藏精,女子以系胞",李海洋对此进行发挥,提出命门是生命产生之门户(或称命门是生殖系统)。许积成继承张景岳"子宫命门"说,结合现代医学来论证"命门乃生殖器官"。付璐等认识到受精卵的功能与命门的内涵相应。田合禄则通过应用人体发生认识论的方法,提出人体先天心命门为精卵合子的 DNA 细胞。这些观点的提出,使中医主司性和生殖机能的脏器有了归属,也使泌尿系统(肾和膀胱)和生殖系统(命门)分离开来。

(四)"命门为窦房结"说

明代赵献可提出:"命门在人身之中,对脐附脊骨,自上数下则为十四椎,自下数上,则为七椎,《素问·刺禁论》曰:'七节之旁有小心,此处两肾所寄……中间是命门所居之官。'"这就是"肾间命门"说。许氏通过对"小心"的考证,指出窦房结即人体之命门(窦房结在心脏界沟上端心外膜下,而心脏的解剖位置居第 5~8 胸椎前方,与"七节之旁"基本一致)。从功能上看,窦房结符合《难经·八难》谓命门为"肾间动气"的内涵,正是窦房结永不停息地发出电兴奋,传导给心脏的各个部分,引起心脏有节律地收缩和舒张,才使得气血在体内运行不止、环周不休。

总之,命门学说是基于《黄帝内经》五脏系统形成的独特理论。从现代中医命门实质研究历程(表 3-1)可以看出,学者们对命门实质的认识过程呈现从单一器官到系统功能演变的趋势。中医学任何一脏的实质,均是人体生命活动中某一类或多种联合生理机能的概括,具有系统论模式的意蕴,非解剖学某个单一脏器或系统的功能所能涵盖。命门的实质,也应从包括遗传物质、生物本能以及生命活动在内的多系统、多层面、多方位的视角去探讨。

表 3-1　现代中医命门实质历年研究简表

人物	年份	核心观点
赵棣华	1974 年	"肾间动气"是命门,而"命门"可能是肾上腺
邵念方	1980 年	命门的物质基础是环核苷酸
何爱华	1985 年	命门为自主神经系统
黄 澍	1990 年	命门的主要器官是脑髓,包括脊髓、神经纤维、内分泌激素和神经递质等
梁锦铭	1994 年	命门可能是内分泌与生殖系统
郑雅琴	1997 年	命门位置在头部
王家明	1997 年	丘脑—肾上腺是命门
朱荣华	1997 年	提出命门(太极)模型说
朱 明	2000 年	命门与肾上腺的位置和生理功能基本吻合
贾 耿	2000 年	脑是命门先天物质与机能的实质所在
魏凤琴	2000 年	命门为先天本能活力
杜国平	2001 年	命门是元气,是阴阳的统一体
郎庆波	2001 年	命门是肾的组成部分,肾精是生命之元
许敬春	2001 年	"小心"即窦房结,窦房结即命门
杜国平	2001 年	命门指人体内天地阴阳两极
任艳玲	2002 年	提出命门—神经—内分泌—免疫网络系统(NEI)
乔富渠	2003 年	命门相当于肾上腺(解剖结构)和内分泌系统(生理功能)
邢玉瑞	2004 年	命门是人体生命机能活动的调节系统
郑清国	2005 年	命门为前列腺

（续　表）

人物	年份	核心观点
许积成	2006 年	命门为生殖器官
胡素敏	2007 年	命门是独立于五行脏腑系统的生命中枢
张志锋	2008 年	命门实质是脑（包括脊髓）
张红英	2010 年	命门为下丘脑
李海洋	2011 年	命门是生命产生之门户（或命门是生殖系统）
付　璐	2012 年	命门内涵与受精卵功能相应
蓝　海	2013 年	命门可能为多能干细胞产生的场所
田合禄	2016 年	先天命门为精卵合子的 DNA 细胞，后天命门为气味化生为神的肠胃黄庭
林明欣	2020 年	命门为五脏六腑之主，命门为高于五脏六腑的生命调控中枢
林明欣	2021 年	命门有名无形，位于神阙穴、命门穴和两肾之间
林明欣	2023 年	万物生长靠太阳，人类健康守命门

二、亮点：命门重在调节生命机能

明代以前，受《难经·三十九难》"命门者……其气与肾通"之影响，大多数学者对命门功能的认识比较笼统，认为命门的功能包含在肾的功能范畴之内。随着命门实质研究的深入，学者们逐渐认识到命门与肾上腺、垂体、下丘脑、生殖系统、窦房结等多个器官密切相关，对命门功能的认识也逐渐趋于系统化。

（一）命门具有生命调控功能

国医大师陆广莘认为命门学说是体内生理和抗病机能调节枢纽的理论概括。命门禀于先天，是人类长期发展的产物，它保证各器官执行其正常机能和抵御疾病的能力，故曰"守邪之神"和"生生之本"。余晓琪认为命门对卫气的运行有被动调节、主动调节和合气嗣续三种基本调节方式，从而使卫气在周身的运行随昼夜变化而有相应的侧重与差异。任艳玲通过探究命门源流，提出生命的调控中心不在心而在命门，调节命门阴阳可能通过改善紊乱的 NEI 网络，从而对各系统疾病发挥治疗作用。其实，明代赵献可的《医贯》早已提出命门（太极）水火五行调控学说，并把这种调控思想深入到人体发生学领域。亦有学者指出,命门学说不仅从人体系统的有序性、稳定性来认识人体和疾病,而且把人体五脏系统的有序、稳定理解为生命体"自组织"的状态和结果。

(二)命门具有内分泌与生殖调节功能

梁锦铭认为"命门"对人体生命活动起重要的作用,很可能是现代医学中的内分泌与生殖系统。有学者认为下丘脑-肾上腺是人体之命门。又有学者认为命门与肾上腺的位置和功能基本相合。"命门动静观"认为命门是五脏整合的生殖调节中枢,平时处于半关闭状态,静以蓄养,为生殖作物质和能量方面的储备;激发态下命门全面开放,通过奇经八脉整合脏腑,使之同步;命门为生命之原,相火之主,具有阴阳相济的特性,有别于五脏与十二经脉,反映太极层次下生命活动的内在规律。

(三)命门具有多能干细胞功能

有学者指出"命门"可能是多能干细胞产生的场所。命门寄生肾精,化髓生血,与干细胞理论相合。肾精充足则造血干细胞功能正常,而造血干细胞与肾精的化髓生血及化气后的防御、摄血、止血等功能具有相关性。此外,命门具有调节和分化的双重作用,既能够统摄阴阳,又能够化生精气血,与现代医学的间充质干细胞密切相关。

通过系统梳理现代中医命门学说研究的核心成果,发现虽然各位学者对命门实质的认识不尽相同,但在命门对人体生命机能活动调节作用的认识上基本一致。命门作为独立和高于五行脏腑系统调节枢纽的认识,进一步丰富了中医学有关人体生命机能调节的理论。可以说,中医命门学说是在概念调整和观察视域的拓宽中发展起来的,它既是对五行学说的突破,又是对藏象理论的提升。融合古今医家观点,笔者认为,命门有名无形,位于神阙穴、命门穴、两肾之间,是高于五脏六腑的生命调控中枢,重在调节生命机能。

三、展望:命门学说是中医学传承、创新、发展的"命门"

中医学理论中的命门、经络、三焦等概念,不仅在中医历史上衍化发展出各种学说,与此有关的争论也从未停止过。特别是在现代医学视域下,命门对应于人体中的何种组织或器官尚未达成共识,这种现象在世界科学史和医学史上都较为罕见。

对于命门实质与功能关系的研究属于中国古代哲学"名实之辩"范畴,两者分而为二,合则为一。《尹文子·大道上》有言:"有形者必有名,有名者未必有形。"意思是指有形状的事物必定有名称,而有名称的事物则未必有形状。因此,"察其所以然,则形名之与事物,无所隐其理矣"。可见,如果能明确命门的名实关系,那么命门实质与功能及其相互之间的关系就昭然若揭了。从"名实之辩"角度来理解中医命门的"名"与"实",不仅有助于深化与完善对命门实质与功能及其关系的探究,还可以在现代医学视域下实现哲学与医学的融合。

在现代医学视域下研究命门实质与功能,对于探究中医经络、三焦、天癸等概念的实质,也有参考借鉴作用。小而言之,可以拓展中医药治疗现代疑难病的诊疗思路;大而言之,对于探讨生命科学的奥秘也可提供新范式。本研究在现代医学视域下梳理了命门实质与功能的代表性观点,虽不足以澄清或解决命门相关争论,但可为促进中医学的传承、创新、发展提供思路、方法、借鉴。特别是在中医药上升为国家战略,迎来"天时、地利、人和"发展机遇的大好形势下,如何更深入地挖掘和转化中医药的价值,将现代科学技术融入传统医学体系,推动中医药高质量发展,成为时代赋予我们的责任。

命门学说的理论内涵从简单的部位描述逐渐发展到与生命本源建立联系,不论其本质是否作为意向性构造和意义赋予的存在,甚或是宇宙间物质与信息进入人体生命的重要门户,现代生命科学及相关技术的蓬勃发展,都将为命门学说的传承与创新注入新动力。相信随着多学科力量的协同研究,对命门实质及功能作用的认识将逐渐深化,命门学说对阐释遗传、生殖、衰老以及代谢等生命过程的贡献,对中医学相关诊治理论的发展和突破的意义与价值将会逐渐彰显。

第三节 命门学说研究新启示

习近平主席指示广大中医药工作者"切实把中医药这一祖先留给我们的宝贵财富继承好、发展好、利用好,在建设健康中国、实现中国梦的伟大征程中谱写新的篇章"。"继承""发展""利用"概括出中医药学发展的三个关键主题,而"继承"是"发展"与"利用"的首要前提。

国务院下发的《中医药发展战略规划纲要(2016—2030年)》指出,应该"实施中医药传承创新工程,重视中医药经典医籍研读及挖掘,全面系统继承历代各家学术理论、流派及学说"。古代文献是中医学术的主要载体,是历代医家学术思想和临床实践的结晶,是在"继承、发展、利用"中医药中应首先关注和支持的战略核心。

据《全国中医图书联合目录》记载,《外经微言》约成书于1687年(清康熙二十六年)全书9卷,每卷9篇,共81篇。目前,国内学者对《外经微言》的学术思想进行梳理、释义、发挥,公开出版的专著有2种,即《外经微言》及《陈士铎医学全书》(首篇为《外经微言》)。可贵的是,在《外经微言》的9卷81篇中,有10篇提及"命门",有3篇专题阐述命门,有2篇以"命门"为篇名,全书提及"命门"共94处。这些文献资料是研究命门学说的宝贵财富,也是本书重点研究的内容。《外经微言》将《黄帝内经》及后世医家命门学说的主要研究成果融入其中,汇入"中医公共知识库",对解决名老中医传承问题具有重要的借鉴价值。

现阶段,名老中医经验继承研究已经有了一定的成果积累,传承意义重大。从中医学科发展的主要路径来看,中医学是人文科学和自然科学的综合体;从培养中医药人才角度看,学习名老中医临床经验的目的是提高中医临床队伍的整体素质和诊疗水平,满足人民健康需求;从中医药科学研究角度看,名老中医既有个性的学术思想,也有共性的临证经验,具有重要的研究价值。

一、中医传承的现状

首先,国家高度重视名老中医学术与经验传承。自1954年以来,各级卫生部门对老中医进行统筹安排并给予生活上的照顾。随着国内诸多知名老中医相继离世,1958年,卫生部发出"关于继承老年中医学术经验的紧急通知",力求将老中医的学术和经验继承下来。2007年,为了整理、挖掘、继承和抢救京城名老中医的学术经验,北京市中医管理局启动了"名老中医药专家学术思想抢救挖掘与优秀传承人才培养联动工程"(简称"薪火传承3+3工程")。2010年,国家中医药管理局发布通知,确定了包括22位国医大师和159位名老中医在内的181名专家成为全国名老中医药专家传承工作建设项目专家，由中央安排专项资金，完成工作室所有硬件设备的招标、采购、安装、调试工作并正式投入使用。2012年，国家中医药管理局启动了中医学术流派传承工作室项目。2015年，自李克强总理首次提出"互联网＋"战略，"互联网＋名医工作室"应运而生。2016年，国家中医药管理局颁布了《中医药人才发展"十三五"规划》。2017年，国家中医药管理局颁布了《中医药传承与创新"百千万"人才工程(岐黄工程)实施方案》。2017年及2018年，国家中医药管理局开展了全国名老中医药专家传承工作室建设项目。

值得肯定的是，名医传承研究取得系列成果。通过"十五"科技攻关计划、"十一五"科技支撑计划、"十二五"科技支撑计划等一系列"抢救继承""深入拓展""传承应用"工程，完整保存了210名老中医临床病历4万余份，研究整理典型医案6000余份，编撰出版了《当代名老中医典型医案集》；收载了98位名老中医的临床经验用方400余首，编撰《当代名老中医经验方汇萃》；形成10个病种的名老中医特色诊疗临床方案；形成特色养生保健系列专著和文献数据库。截至目前，"名老中医学术经验国家服务平台"官网(http://www.gjmlzy.com:83/Portal/Index)除了在线展示第一、第二、第三、第四届120名国医大师及200名全国名中医的相关传承信息，也收集整理名医典型医案4万余份。

名老中医的学术思想和临床经验是中医学几千年来的学术精华和临证智慧，探索名老中医的成长成材轨迹，传承名老中医的学术思想和临床经验，培养新一代优秀中医药人才，不仅事关中医学的前途命运，更与中华民族的伟大复兴密不可分。自从国家中医药管理局开展老中医药专家学术经验继承工作、优秀中医临床人才研修项目以及国家科技部将"名老中医学术思想、经验传承研究"作为"十五"国家科技攻关计划立项以来，业内对名医经验传承模式、内容与形式等方面均作了诸多探索。

二、中医传承的思考

尽管名老中医经验的传承工作开展日久，但目前学术界对于名老中医经验传承研究中的诸多问题尚未形成共识，特别是应该研究名老中医的什么内容(研究的内容)、如何开展名老中医经验传承和发扬的研究(研究的方法)仍在探索之中,甚至有人认为继承名老中医的经验这条路很难走通。

此外,在当前的名医经验传承过程中,还存在一种认识倾向与争鸣焦点,即认为医疗技术的传承属于传统文化中"术"的层面,而医理医道的传承则属于传统文化中"道"的层面。认为医术的传承属"标"属"末",而医理医道的传承才是"本"是"根","本"立方能"道"生。认为学习名老中医的医术是在学习传承其经验,而学习其医理医道则是在学习传承其精髓。认为学习前者往往能得到"形似"境界、"学我"境界,而学习后者则能得到"神似"境界、"像我"境界,甚至"超我"境界。认为学习前者最多只能成为治疗疾病的工匠,即"医匠",而学习后者则能成为指导并影响学科发展的医学大家,即"医家"。这种看法由来已久,本身并无大错,但是"术"中寓"道","道"中有"术",两者密不可分,如果一味夸大医理医道的传承而轻视、忽视医技经验的传承,则往往在临证时囿于哲学上的思辨推演,陷入中医学医理上的循环论证。显然,中医学不仅仅隶属于自然学科,更具有鲜明的人文学科特征,所以名医经验中不仅有属于医技层面的经验,更有属于医理医道层面的理论。那么"两者侧重如何""如何才能更好地传承名医经验"则成为下一步需要思考的问题。

王永炎院士指出,学术思想必须有理论内涵并能指导临床实践,提高临床防治水平,这样的学术思想才有持久的生命力。它不是单纯的临床经验,但源于一病、一证、一法、一方、一药的诊治经验与心得体会,又在此基础上进行高度的抽象概括和理性提升。

名老中医既有深邃的理论探讨,也有鲜活的临证记录;既有个性的学术思想,也有共性的临证经验;既有公允的客观评述,也有前瞻的主观思考。它让我们了解这些国医名师的主要成就,更让我们了解取得这些成就的前因后果,以及他们背后的艰辛探索历程,不仅有利于指导中医的科学研究,而且有利于指导中医的临床实践,甚至对于未来中医学科的突破乃至生命科学的发展,都具有不可替代的借鉴意义。对于循证医学来说,名老中医的经验属于"专家意见"级别证据,当人们试图将这些经验推广应用到较大范围的人群时,也需要有一个评价(如临床经验的真实性评价、临床应用重要性和实用性意义的评价等)、推广和应用研究(如不同人群的疗效差异、不同地区临床实践差异、不同文化环境的认识问题、具体患者的应用是否利大于害等)的过程。遗憾的是,目前,上述工作还做得不多。实际上,名老中医在形成自身独特临床经验的过程中,也是经历了"总结—验证—再总结"的循证研究过程。

三、中医传承的示范

肝炎是我国的常见病，严重威胁人民健康。其中，以乙型病毒性肝炎为主的慢性肝炎迁延难愈，成为临床一大难题。有鉴于此，笔者系统梳理并横向对比了伍炳彩、胡希恕、岳美中、方药中、颜德馨、印会河、林鹤和、汪承柏、杜雨茂、陈继明、关茂会等11位近现代国家著名老中医诊疗慢性肝炎的临证经验，在此基础上凝练出慢性肝炎临证"三步曲"，以期为诊治慢性肝炎提供思路和依据。

（一）慢性肝炎临证"三步曲"

1. 第一步，把握肝脏生理，兼顾肝之"体用"　《素问·阴阳类论》指出："春甲乙青，中主肝……臣以其脏最贵。"清代周学海在《读医随笔》进一步发挥："肝者，贯阴阳，统气血，居贞元之间，握升降之枢者也。"肝之生理，通贯阴阳，总统气血，斡旋气机，"五脏以肝为贵"。肝之生理复杂，然不离"体用"两端。《素问·阴阳应象大论》指出："东方生风，风生木……其在天为风，在地为木，在藏为肝。"清代叶天士之《临证指南医案》思求经旨："肝为风木之脏，因有相火内寄，体阴用阳，其性刚，主动，主升。"清代魏念庭之《金匮要略方论本义》也有发挥："四时之气始于春，五脏之气始于肝，故先引肝以为之准。"肝为风木之脏，若木气条达，则气机疏畅，阴平阳秘，五脏调和；若木失条达之性，则气机阻滞，阴阳失调，五脏功能失司。

方药中认同叶天士关于"治肝之法无非治用治体"之说。方药中指出，前人创制治肝之法数十种，但对慢性肝炎而言，"疏肝"与"养肝"最为重要。"疏肝"要疏其瘀滞之血，"养肝"要养其亏损之阴，"毓阴化瘀"是治疗慢性肝炎的关键问题，临证应不断动态调整治疗方法。肝气得疏，肝血得养，脾胃升降斡旋随之可复，湿热内蕴亦可消除。对"养阴而助脾胃之湿"的观点，方药中解释为"阴"是阴液，"湿"为邪气，滋阴是扶正，而非助邪，不可将滋阴与湿邪混为一谈。基于上述认识，方药中改制古方"一贯煎"，在原方基础上，加入薄荷、柴胡、鸡血藤、首乌藤、姜黄、郁金、丹参等7味疏肝、养血、活血药，成为"养阴"与"化瘀"并重的慢性肝炎基础方。

2. 第二步，审察肝脏病机，调和肝之"四逆"　清代叶天士《临证指南医案》指出："肝为风木之脏……全赖肾水以涵之,血液以濡之,肺金清肃下降之令以平之,中宫敦阜之土以培之,则刚劲之质,得为柔和之体,遂其条达畅茂之性,何病之有?"清代黄元御之《四圣心源·六气解》亦有"风木者,五脏之贼,百病之长。凡病之起,无不因于木气之郁"之论。慢性肝炎虽然病情复杂,然而肝脏病机可以归纳为"四逆":一逆,木失条达,肝脏自伤;二逆,木郁克土,肝胃不和;三逆,木郁刑金,肝肺不调;四逆,木郁犯水,肝肾不合。临证之时,肝之"四逆",以叠加出现居多,当据"机"立法。

(1)疏肝和胃祛瘀血:胡希恕宗《伤寒论》,细辨方证,总结肝炎之治为"疏肝、和胃、祛瘀"三法,创立多种经方之合方应对慢性肝炎之肝郁、脾胃失和、血瘀病机。临床上应仔细辨证,如柴胡剂均有疏肝作用,但各有其适应证,不仔细辨别而盲目使用柴胡剂,必将有害而无益。食欲不佳,无明显不适,但肝功能异常或小儿肝炎者,使用柴胡丹参茵陈甘草汤;肝功能异常,胸胁及心下满,肝区隐隐作痛,时有眩悸,小便不利而大便溏者,使用四逆散合当归芍药散;肝区剧痛,烦躁欲呕,谷丙转氨酶升高,大便干燥者,使用大柴胡汤合桂枝茯苓丸。胡老治疗慢性肝炎,融疏肝、和胃、祛瘀血于一炉,在临证中可取得显著的疗效。

关茂会认为"血瘀"为慢性肝炎核心病机,并总结出"散瘀七法"。一是"解毒活血法",选用四物汤加清热解毒之品;二是"滋阴活血法",选用四物汤合一贯煎加减;三是"益气活血法",选用参芪四君子汤和四物汤加减;四是"助阳活血法",选用附子理中汤加丹参、赤芍、当归、桃仁、红花等;五是"理气活血法",选用逍遥散和四物汤加减;六是"软坚活血法",选用膈下逐瘀汤、鳖甲煎丸或桃红四物汤等;七是"利水活血法",选用调营汤加减。此外,陈继明亦认为,慢性肝炎病程日久,多数伴有血瘀与络阻,因此疏肝解郁时,宜佐以通络,并且须避辛燥,使用四逆散合瓜蒌散,佐以当归须、泽兰叶,收效显著。

(2)疏肝开肺达三焦:清代李冠仙之《知医必辨·论肝气》指出:"肝气旺盛,不受金制,反来侮金,致肺之清肃不行。"《素问·天元纪大论》指出:"金木者,生成之终始也。"在生理状态下,肝木疏泄与肺金收敛各司其职,为"生成之终始"。

慢性肝炎病程中常常出现腹部胀满,这种腹胀不受饮食影响,未进饮食也会发生,不因矢气或嗳气而减轻,常在夜间加重,现代医学称其为肝性腹胀。中医对肝性腹胀的病机认识是气滞血瘀,称为"气臌",若失于治疗往往发展为

"水臌""血臌"而产生腹水、蜘蛛痣等。印会河另辟蹊径,提倡肝炎开肺,建立并总结"开肺疏肝、条畅三焦"的治疗理论和方法。印会河认为,肝性腹胀的病机根本在于"血瘀于肝",血瘀进一步发展引起气滞于肝,发生腹胀。这种腹胀由血瘀产生,不同于胃肠气滞,因而一般的理气、行气、下气方药,如木香、槟榔、青皮、陈皮、豆蔻、苏梗、莱菔子等很难收获良效。"三焦者,元气之别使也,主通行于三气,经历于五脏六腑",总司人体气机的升降出入和水液代谢,是气化的主要场所。条畅三焦、疏通气机能够祛除气滞,治疗腹胀。同时,三焦上通于肺,下达膀胱,而肺主一身之气,故欲条畅三焦气道,不能离开理肺。因此,印会河使用紫菀、桔梗两味中药,作为开利肺气、通达三焦的主要药物,并结合逍遥散以及治疗久瘀所习用的介类、虫类药物,组成了治疗肝性腹胀常用的"抓主症"用方——"疏肝开肺方"(柴胡、赤芍、当归、丹参、生牡蛎、广郁金、川楝子、桃仁、䗪虫、紫菀、桔梗),临床收效颇佳。

(3)清营泄热解肝毒:肝炎病毒由外侵袭人体,临床多表现为"湿""热"为患的特点。肝炎初期,多有恶寒、发热等卫分症状,随着病情发展,相继出现气分、营分、血分症状。慢性肝炎迁延不愈,病机多为湿热侵淫营血,胶结不化,缠绵腻滞。若仅从气分论治,投以疏肝、清气、祛湿,虽可见效,但疗程长且病情易于反复。

颜德馨取法"湿温""瘟疫"等温病理论,建立"清营泄热"治疗慢性肝炎的新思路。经过多年临床实践,颜老自拟"犀泽汤"治疗慢性肝炎,取得满意的临床疗效。"犀泽汤"由广犀角、泽兰、苍术、广金钱草、土茯苓、平地木、败酱草等组成,全方共奏清营泄热、祛湿解毒之功。其中,广犀角、苍术两味药对慢性肝炎具有特殊治疗作用。《本草纲目》指出,广犀角"能解一切诸毒",颜德馨使用广犀角之意,不仅取其凉血,更在于其能入胃解毒,对谷丙转氨酶长期不降及乙型肝炎表面抗原转阴疗效显著。苍术性温,功能发汗退热、祛湿开郁,恽铁樵指出:"茅术(苍术)温燥,能发汗,能化湿,为治湿温要药。"对于慢性肝炎缠绵难愈而病机为湿热蕴结营血的患者具有良效。同时,慢性肝炎表面抗体转阴,停药后极易反复,因此,遵叶天士《外感温热篇》:"炉烟虽熄,恐灰中有火",在病情稳定后,应继续以"犀泽汤"化裁,服药1~2个月以巩固疗效。

伍炳彩认为,治疗慢性肝炎,当先清热祛湿,而后方能补益。伍老总结出"辨湿七法",一辨小便清浊,二辨汗,三辨身热足寒,四辨口黏,五辨面色,六辨舌苔厚薄,七辨脉濡。其治疗以"湿热蕴结"为核心病机的慢性肝炎,常选用

"连翘、赤小豆"应对黄疸型肝炎。其中以"转氨酶升高"为主者常加"鸡骨草、凤尾草、垂盆草"等。"土茯苓、忍冬藤"则用于应对以"血分湿热"为主的慢性肝炎、肝硬化等。

陈继明认为,慢性肝炎本质多为病毒感染,邪毒深伏,滞留脏腑,时隐时现,导致肝功能指标反复波动。治疗上,在辨证的同时,必须结合辨病,参用解毒之法。临床常选用"白花蛇舌草、土茯苓、贯众"等融入四妙勇安汤,治疗肝肾阴虚兼郁热络痹证,疗效显著。表面抗原阳性,肝功能异常者,使用"垂盆草、田基黄、五味子"等。陈继明强调,对于解毒之品的选用,也要从辨证角度出发,随证选用,才能取得满意的疗效。

3. 第三步,结合微观指标,尤重肝功能价值　岳美中在治疗慢性肝炎肝功能异常时提出,肝炎恢复期的轻度肝功能障碍和早期的肝功能显著障碍,在性质上不完全相同,在治疗时要细心辨证,找到治疗的切入点。他总结肝功能迟迟不恢复的情况大致有三种:一是原有症状已减轻,而肝功能异常指标不随之而下降;二是夹杂了其他疾患,有碍于肝功能异常指标下降;三是毫无自觉症状,而肝功能异常指标不下降。这三种情况均应仔细辨证,寻找合适的方法,单用某一效方治疗某一项肝功能指标异常是不够全面的。比如治疗肝炎恢复期患者,肝功能未恢复,但同时伴有其他自觉症状。此时可以不囿于其肝炎疾患,而从治疗杂病入手,抓住当前主要矛盾,给予适当处理,往往可使症状迅速消失,肝功能亦随之恢复正常。同时,对于患者肝功能异常指标不降的病机,在掌握常见病机的同时,亦仔细寻找辨证线索,如对形体肥胖的患者,不拘泥于"湿热"病机而使用温化之法降低体重,在体重下降的同时,肝功能亦随之改善。对于黄疸患者,不拘泥于"黄疸多湿不宜滋养"之诫,抓住患者血虚病机,使用四物汤合茵陈茯苓而收效。林鹤和也持相同观点,发现乙肝表面抗原阳性不全属于湿热为患,有属阴寒者,因此治疗肝功能异常不拘泥于清热解毒,使用吴茱萸汤暖肝和营而取效。

杜雨茂根据临床实际情况,总结多种肝功能指标异常的病机和治法。对于转氨酶居高不降者,常用"疏肝理气"和"解毒化瘀兼以敛阴"的降酶二法。慢性肝炎转氨酶增高者,往往肝气郁结、肝郁脾虚,遵《黄帝内经》"以辛补之",常用疏肝理气之法;另一类患者常见正气已伤、余毒未尽、肝血瘀滞,使用解毒化瘀兼以敛阴法,一解余毒,二敛肝阴。慢性肝炎球蛋白增高,除瘀血见证外,还存在余毒未清,因此使用"活血化瘀"与"清热解毒"之法降球蛋白。对于白蛋白下降者，认为是病变日久，正气损伤，并且白蛋白下降程度与正气损伤程度呈正比，使用"补脾胃之气"与"益肝肾之阴"二法以升高白蛋白。絮状反应异常者，常伴有 A/G 比值倒置，以白蛋白下降为主者，多属于阴虚，白蛋白上升后，絮状反应也能恢复正常，因此以升白蛋白的补益之法治疗絮状反应异常。乙型肝炎表面抗原转阴是慢性肝炎病愈的一个重要指标，若表面抗原转阴而又出现其他肝功能指标异常，则代表毒气较甚，可使用"清余毒、除瘀血、扶正气"之法，疗效显著。另外，杜雨茂提出临床上常有多种肝功指标异常并见，治疗时应注意先后次序。首重退黄，依次为降酶、降球蛋白、升白蛋白、降絮、表面抗原转阴治疗。依此顺序治疗，可提高临床疗效。

汪承柏认为，慢性肝炎阴虚与湿热并见者最多，这一对矛盾处理得好则有助于提高疗效，处理不好反而加重病情。汪承柏指出湿困与阴虚的轻重程度，在肝功能与现代医学的诊断上有所区别。单纯湿困，或湿困与阴虚均较轻，或湿困较重而阴虚较轻者，肝功能损害一般较轻，多数为单项谷丙转氨酶升高，或只伴有轻度絮状反应阳性或轻度黄疸；若阴虚较重，无论湿困程度轻重，多有谷丙转氨酶升高、絮状反应阳性、蛋白代谢异常。因此，在临床上，结合理化指标变化，衡量患者湿困与阴虚的轻重程度，采用祛湿养阴合治和分治的原则，建立"祛湿兼顾养阴""祛湿为主，养阴为辅""先祛湿，后养阴"的分阶段治疗方案。

（二）名老中医诊治慢性肝炎的临床启示

笔者系统收集了 11 位在慢性肝炎颇具建树的国家名老中医的宝贵诊疗经验，并对其进行梳理和对比。既包括诸位医家对慢性肝炎病程的整体认识和治疗原则，又有医家从某一阶段或某一主症着眼展开的深入见解，既涵盖了对疾病全局诊疗规律的把握，又提炼了对局部病理阶段的精细辨治，形成慢性肝炎诊疗的全面认识。各医家认同"气郁""血瘀""湿热（火）"为慢性肝炎主要病因病机；在治疗原则上，注重疏肝、祛瘀、清营泄热；在脏腑关系上，注重肝炎传脾、肝肾同源理论，聚焦肝脾（胃）关系，兼顾肝肾关系。同时，在共性认识的基础上，各位医家对慢性肝炎又有个性发挥。慢性肝炎往往"湿热"为患，在清利湿热的方法上，颜德馨取法温病理论，总结出清营凉血的治疗思路，自拟"犀泽汤"清营凉血、祛湿解毒，取得良好的临床效果。伍炳彩强调"湿热"的重要地位，提炼"辨湿七法"，总结出"连翘、赤小豆""鸡骨草、凤尾草、垂盆草""土茯苓、忍冬藤"等经验药对。汪承柏则注重脏腑阴虚,提出处理好"阴虚"与"湿热"是治疗慢性肝炎的关键,建立"祛湿兼顾养阴""祛湿为主,养阴为辅""先祛湿后养阴"的分阶段治疗方法。慢性肝炎的核心病机在于气滞,在疏肝理气上,各位医家又有不同见解及方法。胡希恕宗《伤寒论》,以柴胡剂疏肝为基础,创立多种合方用以治疗慢性肝炎。印会河则从三焦气机入手,注重肺主一身之气,建立开肺疏肝、条畅三焦的治疗方法。陈继明则提出疏肝解郁时宜佐以通络,并且须避辛燥,使用四逆散合瓜蒌散,佐以当归须、泽兰叶,收效显著。

综上,名老中医药专家在慢性肝炎的诊疗认识和方法上,既有病因病机及治疗原则的共性认识,又有不拘一格的个性特色,认识角度不同,辨治重点各异。通过整理和对比各位医家的认识与经验,凝练出慢性肝炎临证"三步曲":第一步,把握肝脏生理,兼顾肝之"体用",养"肝体"而助"肝用";第二步,审察肝脏病机,调和肝之"四逆",以"疏肝和胃祛瘀血、疏肝开肺达三焦、清营泄热解肝毒"为主要治法;第三步,结合微观指标,尤重肝功价值,可为临床实践及理论研究提供借鉴。

四、中医传承的展望

无论从工作的深度还是广度来看,现阶段名老中医经验继承研究都已经有了一定的积累,应进行系统的思考。尤其是对名老中医的学术经验开展研究型继承,是中医科学研究的重要内容。这一系列研究具有以下 4 个特点:基本原则上,坚持中医立场,遵循中医规律;基本模式上,师承与项目(课题)相结合;研究方法上,立足传统,积极应用现代科学技术;考核指标上,注重培养新一代名中医,提高中医临床疗效。

我们认为,如果不彻底改变当前的传承方式,继续按照老套路从头摸索,那么中医学科仍将很难突破现有的发展瓶颈。因为任何知识(包括名老中医经验)如果完全被个人占有,那么要实现对其知识的 100% 传承是很难的。任何一个优秀学科,必然拥有一个能够不断自我更新完善的公共知识库,例如现代医学,它的个人研究成果迅速融入公共知识库,公共占有率快速提升,使学科得以快速发展。而"中医公共知识库"经过数千年衍变,由于受到时代、文化背景的影响以及师徒等传承方式的局限性,并未见显著增加。甚至"中医个人知识库"随着传承越来越萎缩,对"中医公共知识库"的贡献度越来越低,使得中医的阵地越来越小,道路越来越窄。正如传统手工艺消失给我们的警示,我们有必要借助现代科技的力量,彻底变革名医传承模式,让中医学的每一项成果都融入"中医公共知识库",成为大家可共享、可完善、可推广的"活的中医经验",并进一步促进其标准化、技术化、产业化。

第四节　命门学说研究新拓展

《易经》为"群经之首",《四库全书总目提要》指出:"易道广大,无所不包,旁及天文、地理、乐律、兵法、韵学、算术,以逮方外炉火,皆可援易以为说。"在《外经微言》中,《考订经脉篇》《脾土篇》《胃土篇》《命门真火篇》《命门经主篇》《小心真主篇》《三关升降篇》7 篇均强调"水火既济"的重要性;在《命门经主篇》中更是有"一阳陷于二阴之间"("坎"卦)。在《易经》中,八卦有"坎"卦及六十四卦有"既济卦""未济卦"也是重点阐述"水火既济"的重要性。

1988 年 11 月 16 日,在福建中医学院成立 30 周年时,陈立夫寄来《中医之理论基础》,该文指出"以中国文化之崇高伟大,焉有医学独留滞不前乎?须知中国文化之根源在《易经》,此一巨著,为伏羲、文王、周公、孔子四大圣人之集体创作。历代学者誉之为'经中之经',为合天道、人道为一之巨著……此著以象、数、理三者为纲,与西方今日之自然科学数、理、化三者为基础,相差仅为一字,唯因其有一字之差,竟产生前者为'致广大',后者为'尽精微'之两大不同之理论体系。盖《易经》一书,为阐明宇宙万物生存进化之原理,故曰'生生之谓易'"。

(一)医易一体的自然解读

要探讨医易一体,首先要明白"易"与"卦"的本义。其实,"易"与"卦"都是代表先贤对天体、太阳、月亮的观察,并研究其运动变化的规律,依据如下。《说文解字》在释义"易"时指出:"象形。《秘书》说,日月为易,象阴阳也。"中国文字有一个重要特点就是象形,从象形的意义上来分析,"易"的上半部是"日",代表"太阳";下半部是"勿",代表"月亮"。"易"又含有"变化、变动"的意思。因此,根据象形及字义,我们不难看出,"易"是研究太阳、月亮所引起的各种变化。

"卦"是《易经》的专业术语,也是《易经》的重要组成部分。《说文解字》在释义"卦"时指出"从卜,圭声"。"卦"的左半部分是"圭",右半部分是"卜"。先贤有"立圭表八尺,以观天下"之记载,"立端于始,表正于中,推余于终"。"圭"是由东、南、西三面开口土堆成的高台,方便先贤在早、中、晚三个时间段观察日影。"卜"则是一根高杆,上面悬一横杆,二杆交叉,用来测量不同时间内日影的长短,类似于现代气象台的风向标。后来,先贤又做了改进,在长杆上用长绳系定一重物,用长杆与重物来定位日影,这就是"卦"的本义,同样也是研究太阳的运动变化。

《素问·著至教论》指出:"子知医之道乎……愿得受树天之度,四时阴阳合之,别星辰与日月光,以彰经术……而道上知天文,下知地理,中知人事,可以长久。"医易一体是源于宇宙万事万物生生不息之道。古之圣人,仰观天文,俯察地理,中晓人事,考星辰之变化,察四时之交替,运用以数定象,因象明理之独特象数理思维模式,以此建构时空合一、三才一体之医学模式,医统三才而立论,医道方能得其全。诚如陈立夫在《中医之科学理论基础》中又指出:"在地球之上,万有生物,各自在动变(体内与体外)各遂其生,而又能时时自动调整,达致共生存、共进化之果。于是发明了'致中和,天地位焉,万物育焉'之至理,此一以人力达致动的均衡即(致中和)之至理,遂被用之于凡属动变之事物(如天文、气象、医学等),而每一事物又必须具备质、能、时、空四大条件。其质能之相对盈虚消长,则以阴爻(——)与阳爻(一)代表之,由两仪、四象、八卦、六十四卦,以穷究其动变;其时空之调整适应,则赖五行以达成之。五行者,宇宙间五种基本动向也,'火'代表向上,'水'代表向下,'木'代表由一点向多方面发展,'金'代表多方面集中于一点,'土'代表向前发展,由此五者,达致中和之调度,乃克有济。中国医学,即本此最高生存原理——动的均衡而成,余名之曰'中和位育原理',为中医之科学理论基础。"

1. 圆运动思维来源于自然　华夏文明肇始于中原,黄河流域乃亚热带季风气候,寒来暑往,四时分明,此气候变化深刻影响农作物之生命周期。因此,先哲容易形成周期循环意识。

起初,先哲仅认识具体日月星辰;后来,则将其抽象为"天"。如西汉刘安于《淮南子·天文训》中立足"宇宙观"阐释天地生成,强调"天道曰圆",天以"圆"而"运",自做回环之势。周而复始及循环往复之自然体验,开始孕育"圆式思维"。《易经·系辞下》指出:"日来月往,月来日往,日月相推,则明生焉。

寒来暑往,暑往寒来,寒暑相推,而岁成焉。"因此,日月相推,寒暑迭替,循环往复,亦即《易经·系辞上》所指出之"一阴一阳之谓道"。天地犹如运行不息之大圆轮,万物生生不息在其中。循环往复之自然现象,经过抽象,便形成"圆式思维"。"圆道"即"天道",亦为"自然之道"。故《吕氏春秋·圆道》进一步指出:"日夜一周,圆道也;物动则萌,萌则生,生而长,长而大,大而成,成乃衰,衰乃杀,杀乃藏,圆道也。"

虽然,先哲运用"圆式思维"来阐释宇宙生命运动,可能存在不科学之处;但是,现代研究表明,宇宙形成之初,即为"浑沦"。从"大而无外"之宏观天体,至"小而无内"之微观粒子,皆呈"圆形"或近似"圆形",而其运行轨道亦为"圆形"或"椭圆形",甚至连"思维形式"亦呈"圆周运动"。因此,"圆式思维"蕴涵宏观构成及微观运动之奥秘,其核心思想与宇宙精神基本吻合。

2. 圆运动思维发展于《易经》《易经·系辞传》指出:"河出图,洛出书,圣人则之。"河图合五方、五行、天地之象,乃据五星运行之时节而绘制;洛书乃观测北斗斗柄从中央临御四正四隅而成,亦本天文观测而来,河图洛书并非无源之水。清代刘一明于《周易阐真》中指出:"河图乃五行顺运,自然无为之道;洛书乃五行逆运,有为变化之道。"河图洛书理深蕴奥,河图乃先天五行顺运,阴阳和合之混元一气,洛书则为后天五行逆运,阴阳错综之变化规律。

（1）河图圆运动:如图 3-1 所示,河图外观为"圆形",乃天地未分,混元一气。于河图中,"一、三、五、七、九"使用"空心圆"表示,"二、四、六、八、十"使用"实心圆"表示;"空心圆"代表天、阳、动,"实心圆"代表地、阴、静,五方各有"空心圆"及"实心圆",提示河图每个方位皆为阳中有阴,阴中有阳,阴阳和合,环抱一团,"圆运动"乃成。

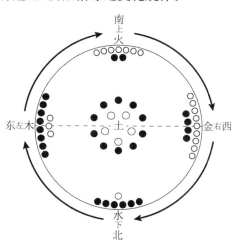

图 3-1　河图圆运动

《易经·河图》指出:"天一生水,地六成之;地二生火,天七成之;天三生木,地八成之;地四生金,天九成之;天五生土,地十成之。"其中,"一六"位于"后",应象北方水;"二七"位于"前",应象南方火;"三八"位于"左",应象东方木;"四九"位于"右",应象西方金;"五十"居"中",应象中央土。"一、二、三、四、五"代表"生数",下方空心圆"一",应象阳水,对应"圆运动"下沉力;上方实心圆"二",应象阴火,对应"圆运动"上浮力;左侧空心圆"三",应象阳木,对应"圆运动"上升力;右侧实心圆"四",应象阴金,对应"圆运动"下降力;中央空心圆"五",应象阳土,对应"圆运动"斡旋力。"六、七、八、九、十"代表"成数",分别由五方相应"生数"加"中五"而成;"土气"分居四维,无土不成世界,亦即"圆运动"之升降浮沉,皆不离"土气"。"一、三、五、七、九"代表"阳性五行","二、四、六、八、十"代表"阴性五行",阳性五行及阴性五行,皆含"水生木、木生火、火生土、土生金、金生水"之五行相生"圆运动"。阴阳五行,一分为二,合二为一,融为一气,自然孕育"升浮降沉中"。

综上所述,"圆运动"思想已蕴涵于"河图"。阴阳二气,相互融合,其以"中宫"为轴,以"四维"为轮,呈圆周运动。"河图"代表"圆运动"之立体图,并非"五行顺生"之平面图。

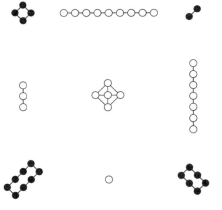

图 3-2　洛书图式

（2）洛书圆运动:如图 3-2 所示,洛书外观为"方形",代表后天五行逆运,揭示阴阳错综之变化规律。《易经·洛书》指出:"戴九履一,左三右七,二四为肩,六八为足,以五居中。"

洛书外八数,应位于八方,即:东北、正东、东南、正南、西南、正西、西北、正北;空心圆"一三七九"居于四正位,代表阳数,揭示阳气变化,生于正北,长于正东,旺于正西,极于正南;实心圆"二四六八"居于四隅位,代表阴数,揭示阴气变化,生于西南,长于东南,旺于西北,极于东北。空心圆"五"代表土气,位居中宫,寄旺四隅。洛书之数,虽分为"九宫八方",但仍为阴阳和合,由正北向右"逆时针"旋转,分别为:一与六、七与二、九与四、三与八,中央则为"五与十",然"五"之两边相加,其和均为"十",故将"十"略去。洛书外观,虽为方形,却含"圆"象,诚如我国最古老天文学著作《周髀算经》所指出:"洛书者,圆之象也。"于洛书中,"五"位居"中宫",无论横竖斜,相加之和,皆为"十五",此具"圆"之直径特性,"圆运动"思想亦蕴含其中。阳数"一三七九",阴数"二四六八",皆围绕"中五"做有序"圆运动"。

综上所述,河图乃常态之洛书,洛书乃变化之河图。河图揭示先天五行顺运之道,洛书揭示后天五行逆运之理。河图左旋相生,洛书右转相克,彼此配合,生中有克,克中有生,相反相成,共同维系"圆运动"之对待平衡。

（二）医易一体的应用示范

在《黄帝内经》中已有医易一体思维,如《素问·天元纪大论》载有"太虚寥廓,肇基化元,万物资始,五运终天。布气真灵,总统坤元,九星悬朗,七曜周旋"。而《易经》"坤卦"的《彖传》有"至哉坤元,万物资生,乃顺承天"之论。《素问·金匮真言论》中用"其数八""其数七""其数五""其数九""其数六"来说明"五藏应四时,各有收受"的相互关系,这正是基于《易经》河图的"成数"。在《伤寒论》中,医圣张仲景对《黄帝内经》的医易一体思维进行了发挥,他在《伤寒论·自序》、六经辨证及处方"四逆汤""青龙汤"(大青龙汤及小青龙汤,东方青龙)"白虎汤"(西方白虎)"黄连阿胶汤"(朱雀汤,南方朱雀)"真武汤"(玄武汤,北方玄武)都给我们提供了应用示范。

1. 在"自序"中示范　《伤寒论·自序》云:"撰用《素问》《九卷》《八十一难》《阴阳大论》《胎胪药录》《平脉辨证》,为《伤寒杂病论》,合十六卷。虽未能尽愈诸病,庶可见病知源。若能寻余所集,思过半矣。"梁华龙认为,《阴阳大论》一书为《易经》之别名。此外,《易经·系辞传》云:"《易》之为书也,原始要终以为质也。六爻相杂,惟其时物也。知者观其象辞,则思过半矣。"不难看出,张仲景认为《伤寒论》犹医学领域之《易经》,故云"若能寻余所集,则思过半矣"。《伤寒论·自序》又云:"按寸不及尺,握手不及足;人迎趺阳,三部不参;动数发息,不满五十。"此"五十"应为"大衍之数"。《易经·系辞传》云:"大衍之数五十,其用四十九。"《伤寒论·自序》又云:"余宿尚方术,请事斯语。""方术"乃医卜、星相、遁甲、堪舆、神仙之术的总称,而"方术"则源于《易经》。

2. 在"理法"中示范　经方大家恽铁樵认为:"伤寒第一重要之处为六经,而第一难解之处为六经。凡读伤寒者,无不于此致力。凡注伤寒者,亦无不于此致力。"据考证,《易经》已有"三阴三阳"思想,《黄帝内经》首次将它移植于医学。河图乃《易经》重要组成部分,其与中医学有深厚渊源。在河图中,"一、二、三、四、五"为"生数","六、七、八、九、十"为"成数",各生数均与中宫"五"相加而得相应成数;故除"五"较特殊外,其余生数两相交会,有且只有六种组合而构成"三阴三阳";一、三皆为阳数而生化于太阳,二、四皆为阴数而生化于太阴,一、四相邻而生化于阳明,二、三相邻而生化于少阳,一、二相对而生化于少阴,三、四相对而生化于厥阴。《素问·天元纪大论》云:"物生谓之化,物极谓之变。"中医学之气化与运化源于此,"三阴三阳"在河图之方位决定其气化与运化特点,河图乃时空统一模型。《易经·系辞传》云"生生之谓易",此乃《易经》灵魂;"一阴一阳之谓道",此乃宇宙发展规律;阴阳对立统一转化,此乃万事万物运动、变化、发展的内在动力,以上为医易一体之唯物论和辩证法。

3. 在"方药"中示范 "四逆汤"为《伤寒论》"少阴病篇"回阳救逆代表方,其组方为:炙甘草二两,干姜一两半,生附子一枚(破八片),此方也体现了医易一体,浅析如下。

(1)"方名"示范医易一体:《素问·阳明脉解论》指出"四肢者,诸阳之本也",故四逆汤对治四肢厥逆较易理解。在先天八卦中,"四"对应"震卦",而"震卦"在后天八卦中,于方位应"东方",于季节应"春季",于六气应"厥阴风木"。若其逆,即有东方厥阴风木疏泄失序,表现为以下四个方面:其一,东方厥阴风木下陷北方,气下陷则为寒,致使北方水气"静顺"失常;其二,东方厥阴风木横逆犯中,致使中方土气"备化"失常;其三,东方厥阴风木所生之火直冲南方,致使南方"升明"失常;其四,厥阴风木所生之火亦可横逆西方,致使西方"审平"失常。诚如《素问·五常政大论》所云:"木曰敷和,火曰升明,土曰备化,金曰审平,水曰静顺。"亦即东方升发之"敷和",南方开降之"升明",中方化物之"备化",西方收敛之"审平",北方闭藏之"静顺"皆紊乱而"四方"皆逆,故曰"四逆"。用先天八卦之"数"作为体,对应于后天之"位"作为用,张仲景之四逆汤对治的便是天地"四方"及人体"四方"之逆。

(2)"药量"示范医易一体:在四逆汤中,附子"一枚",对应先天八卦"乾卦"及河图"天一生水"之数,"破八片"又合"坤卦"之数;附子之用量、用法已蕴先天乾坤两卦"火生土,土伏火"之旨。干姜"一两半"为中土之数,万物土中生,万物土中灭,万物土中藏。炙甘草"二两",对应河图"地二生火"及先天兑卦,兑卦上开下合,满而不盈,盈而不流,和缓有序,故炙甘草有"和中"之效。若"天一生水"之"附子"立足北方,那么"炙甘草"为"附子"二倍则是立足"地二生火"之南方,如此搭配药量,便形成立足南北"水火"两极。中医学的本质乃生态医学,三药对应"水""火""土"为万物生长繁衍必备要素,四逆汤立足人体五方之失衡点,使患者恢复五脏职能而各司其职。

（三）医易一体的临床实践

理论是翅膀，临床是基础，疗效才是硬道理。前文重点着墨于医易一体的自然探讨及应用示范，以下通过融医易于一体的圆运动思维来指导临床实践，包括内伤杂病及外感热病，以点带面来展示医易一体的可行性及实用性。

1. 圆运动思维指导治疗内伤杂病

（1）病情简介：患者女性，74岁，于2017年3月12日前来就诊。有高血压病史。口唇、上腭溃疡，吞咽疼痛难忍，时有头晕，前医过用黄连上清丸及牛黄解毒片等药。刻诊：气息奄奄，全身冰冷，冷汗淋漓，脘腹胀痛，右肩剧痛，大便两日未行，小便量少，舌质暗红，舌苔白腻，脉象细弱。

（2）基本病机：参考发病诱因，结合治疗过程，根据患者症状及舌脉，本案的基本病机为：南方火气不降。

（3）治疗过程：法随"机"立，方从法出，选用"三黄泻心汤"，采用"麻沸法"，具体处方如下：大黄3 g，黄芩3 g，黄连3 g，三味中药用开水100 mL，泡5 min，去渣取汁温服。30 min后，续服"固脱"代茶饮，具体处方如下：生山药50 g，生黄芪50 g，上述两味中药用开水600 mL，煮30 min即可，取汁温服。

（4）疗效反馈：先是服用"三黄泻心汤"（麻沸法），30 min后续服"固脱"代茶饮，又过30 min，患者开始排便，腹部松软，出汗停止，肩痛改善，全身变暖，精神好转，转危为安。嘱其续用"三黄泻心汤"麻沸法1次巩固疗效，接着用"固脱"代茶饮少量、频服善后。

（5）临证思路：

1）病机简析：人身南方火气在上，应往下降。火气不降，动而上逆，袭扰咽、腭、唇、头，故见吞咽疼痛、腭唇溃疡、时有头晕。方简量少，渍而不煎，取味最轻。麻沸法，性轻而浮，使"三黄"之性缓缓而下。"三黄"苦寒，将南方火气降下，西方金气乃收（南方火气最易直上，全赖西方金气收而降之）。"邪火"降下，回归本位，即可化为"正气"，即《黄帝内经》所指出的"非其位则邪，当其位则正"（《素问·六微旨大论》）。

2）临证心得：泻心汤者，只降上脘以上之火，不降及中脘之火；如泻及中脘，可致"变证"。在本案中，前医过用黄连上清丸及牛黄解毒片等清热解毒之品，均属"变证"范畴。因此，在处方中，笔者特地叮嘱家属用开水泡"三黄泻心汤"时,不能超过 5 min,这就是运用该方的粗浅经验,仅供各位同道在临床参考。而笔者不先用"固脱"代茶饮,是考虑当时患者大便不通,"六腑以通为用""六腑以通为补",故宜讲究用药顺序。

2. 圆运动思维指导治疗外感热病

(1)病情简介:男性患者,46 岁,湖南人,于 2018 年 5 月 22 日就诊,口干咽痛,扁桃体肿大,血常规提示"白细胞和中性粒细胞升高",诊断为"急性扁桃体炎",予头孢拉定胶囊抗感染及对症治疗后,体温仍波动于 38.2～38.7℃。刻诊:咽部肿痛,肢体乏力,口干喜饮,舌边尖红,苔薄白,脉浮数。体温 38.5℃,咽部充血,扁桃体Ⅱ°肿大。

(2)治疗经过:综合舌象、脉象、症状、体征及病史,本案的基本病机为"中气虚弱,相火不降",予"乌梅三豆饮",具体组成如下:乌梅 9 g,黄豆、黑豆、绿豆各 15 g,冰糖 30 g,食盐 3 g;纯净水 900 mL,用武火煮开后,再用文火煮 15 min,药汁分 2 次于饭后温服。服 1 剂后,咽痛、乏力、口干明显改善,扁桃体未再肿大,咽部亦无充血,体温降至 36.8℃。嘱其续服 2 剂巩固疗效。

(3)临证思路:根据"五运六气"理论,2018 年为戊戌年,大运为火运太过,太阳寒水司天,太阴湿土在泉,三之气发病,"太阳寒水"加临"少阳相火"。患者身处湖南,为《素问·异法方宜论》之"南方",此为"阳之所盛处";根据"圆运动"理论,地上阳气,有序敛降,以生"中气",此时此地,天人相应,人身亦容易形成"地上阳气盛满、地下中气虚弱"格局。中气虚弱,肢体失养,故见肢体乏力。中气虚弱,相火不降,故见咽痛而喜饮,即使服用头孢类抗生素等寒凉之品亦无效。综上,本案以"中气虚弱,相火不降"为基本病机。既已知悉基本病机,即可据"机"遣方用药,予"乌梅三豆饮"。患者服药后中气得补,相火得降,热退身安。

"不当位"之相火为"邪气","当位"之相火则为"正气"。本案处方,药味至简,药量至轻,药力至柔,一剂中药却能使相火"归位",化"邪"为"正",可谓至效,此乃《孙子兵法·谋攻篇》之"是故百战百胜,非善之善者也;不战而屈人之兵,善之善者也"。良医用药如良将用兵,临证之际,首执"正邪"两端,以"正"为主,"扶正"贯穿始终,配以化"邪"为"正"或适时"祛邪",有望收"运筹帷幄"而"决胜千里"之效。

参考文献

［1］编辑部.中华人民共和国卫生部关于继承老年中医学术经验的紧急通知[J].江苏中医药,1958(2):6.

［2］蔡子微.中医学的本质是生态医学[J].医学与哲学,1994,15(1):47-49.

［3］陈根成,叶应阳.基于命门学说从"内虚邪中"论治中风[J].辽宁中医杂志,2015,42(12):2325-2326.

［4］陈光,高嘉良,王阶.命门理论在高血压治疗中的应用[J].北京中医药大学学报,2017,40(5):357-361.

［5］陈立夫.中医之理论基础[J].福建中医药,1989,20(1):2-3.

［6］陈立华.著名老中医方药中治疗迁慢性肝炎的经验[J].上海中医药杂志,1983(10):10-12.

［7］陈维梅.运用仲景法辨治乙肝炎——林鹤和治疗乙肝经验[J].中国社区医师,2006,22(15):38-39.

［8］陈新生.试论命门[J].哈尔滨中医,1965,8(8):6.

［9］成肇智.内经对周易阴阳理论的继承和发展[M].厦门:鹭江出版社,1996:120.

［10］程静.论古医籍文本的数字处理[J].中医文献杂志,2013,31(3):29-31.

［11］邓铁涛,邱仕君,邹旭.论中医诊治非典型肺炎[J].世界科学技术—中医药现代化·中医药诊治非典型肺炎,2003,5(3):17-22.

［12］杜国平.独辟蹊径探"命门"[J].中国中医基础医学杂志,2001,7(7):493-494.

［13］杜雨茂,杜治宏.慢性乙肝、丙肝临证治疗浅识[J].中医药学刊,2004,22(2):199-200.

［14］符为民,韩旭.《外感高热症诊断标准、疗效标准、治疗常规》的临床验证——附1 277例临床总结[J].中国中医急症,1993,2(2):57-59,51.

［15］付璐,王柏庆.受精卵符合命门内涵[J].实用中医内科杂志,2012,26(2):7-8.

［16］耿璇,王象礼.《外经微言》养生思想述要[J].山西中医,2013,29(4):40-41,47.

［17］顾植山.从五运六气看六经辨证模式[J].中华中医药杂志,2006,10(3):451-454.

［18］郭子光.寒温结合治疗疑难病证[J].新中医,1992(4):41-42,30.

［19］海霞.广东省中医院治疗非典型肺炎临床经验[J].天津中医药·非典专辑,2003,20(3):24-25.

［20］韩蕊,林明欣,赵彩燕,等.立足《伤寒论》,浅探医《易》同源[J].世界中医药,2013,8(10):1157-1158.

［21］韩志毅,董正华.杜雨茂教授治疗肝脏疾病用药经验[J].时珍国医国药,2015,26(11):

2760-2761.

[22] 何爱华. 对"命门"学说的浅见[J]. 山西中医,1985,1(2):36-38.

[23] 胡鸿毅,董薇,顾攸美,等. 新一代高层次中医药人才继续教育的途径探索——以"海上名医传承高级研修班"经验为例[J]. 中医教育,2017,36(3):1-3.

[24] 胡镜清,路洁,刘喜明,等. 名老中医经验传承研究内容与方法的思考[J]. 中华中医药杂志,2009,24(10):1346-1348.

[25] 胡素敏,冷皓凡. 肾和命门的概念及其现代诠释. 江西中医学院学报,2007(1):6-9.

[26] 黄澍,肖佐桃,吴子明. 命门理论新探[J]. 湖南中医学院学报,1990,10(3):180-182.

[27] 贾耿. 脑是命门先天物质与本能的实质所在[J]. 中国中医基础医学杂志,2000,6(5):15-19.

[28] 贾向前,贾云飞. 医易探微[M]. 太原:山西科学技术出版社,2009:6.

[29] 江西省热病研究协作组. 应用寒温统一热病理论辨治流行性出血热的临床及实验研究——附200例报告[J]. 江西中医学院学报,1988,1(1):11-16.

[30] 蒋建. 陈继明治疗慢性肝炎七法[J]. 浙江中医杂志,1993(4):145-147.

[31] 蒋建梅. 和谐的生命之美——中国古典文论"圆"范畴研究[D]. 上海:复旦大学,2006.

[32] 靳士英. 岭南医药启示录[M]. 广州:广东科技出版社,2012:511.

[33] 蓝海,古学奎,刘安平,等. 命门学说与干细胞理论的关联探讨[J]. 新中医,2013,45(8):3-5.

[34] 郎庆波. 肾主命门论[J]. 江苏中医,2001,21(1):3-4.

[35] 李海洋,王志红. 命门与生殖相关的古代文献源流考[J]. 云南中医学院学报,2011,34(3):5-8,12.

[36] 李赛美. 从《温病条辨》对《伤寒论》的继承与发展论中医发展的创新性[J]. 广州中医药大学学报,2004,21(2):88-90.

[37] 梁华龙,田瑞曼.《伤寒论》六经及六经辨证来源[J]. 河南中医学院学报,2003,18(1):30.

[38] 梁华龙. 伤寒论研究[M]. 北京:科学出版社,2005:38,120.

[39] 梁锦铭. 命门位置及功能的探讨[J]. 吉林中医药,1994(5):1.

[40] 梁媞如.《外经微言》对月经的认识[J]. 天津中医,1989(4):36.

[41] 林怀德. 寒温并用复方治疗流感的临床与实验研究[D]. 广州:广州中医药大学,2012.

[42] 林明欣,付烊,熊霸,等. 周易"圆运动"思维探析及其在脱证中的应用[J]. 时珍国医国药,2018,29(1):159-160.

[43] 林明欣,黄宏羽,周海,等. 以孙子"战机"论中医"病机"[J]. 中华中医药杂志,2019,34(2):562-563.

[44] 林明欣,裴倩,倪张俊,等. 河图"圆运动"探讨及其在"血管神经性头痛"中的运用[J].

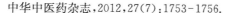

中华中医药杂志,2012,27(7):1753-1756.

[45] 林明欣,朱章志,吕英,等.再探中医学"圆运动"规律[J].中华中医药杂志,2013,28(5):1516-1519.

[46] 林明欣.万物生长靠太阳　人类健康守命门[EB/OL].2023-06-14.https://m.tech.china.com/hea/article/20230614/062023_1330755.html.

[47] 林殷.命门学说研究[D].北京:北京中医药大学,2003.

[48] 刘春英.古人治不育证十二法[J].张家口医学院学报,1988(2):43-44.

[49] 刘兰林,杨进.外感热病"三维辨证"构建基础及完善设施[J].中华中医药杂志,2005,20(6):325-327.

[50] 刘璐,严季澜,李柳骥.浅谈陈士铎著作中的气机升降理论[J].陕西中医,2015,36(2):203-205.

[51] 刘南,左俊岭,王保华,等.寒温并用法治疗甲型H1N1流感27例临床观察[J].河南中医,2010,30(7):667-668.

[52] 刘荣喜.陈士铎《外经微言》医学思想探讨[J].中医文献杂志,2000(4):20-21.

[53] 刘燕玲,洪慧闻.关茂会治疗肝炎的经验[J].中医杂志,2006,47(11):821-822.

[54] 刘岳超.《黄帝外经》初探[J].郑州航空工业管理学院学报(社会科学版),2013,32(6):33-35,39.

[55] 陆广莘.命门学说源流考[J].中国中医基础医学杂志,1997,3(3):3-7.

[56] 吕英.《伤寒论》四逆汤方名分析及临床应用[J].辽宁中医杂志,2011,38(7):1343-1344.

[57] 罗凛,卢卫.全国中医药治疗流行性出血热学术研讨会札记(上)[J].江苏中医,1991(6):42-44

[58] 彭子益.圆运动的古中医学(续集)[M].北京:中国中医药出版社,2009:6-7.

[59] 齐南.《外经微言》别论探[J].江西中医学院学报,1994(2):7-10.

[60] 乔富渠.《难经》命门脏器实质新论[J].陕西中医学院学报,2003,26(3):5-7.

[61] 邱德有,吴小红,黄璐琦.现代生命科学技术对中医药发展的影响[J].世界科学技术,2001(2):12-16,63-64.

[62] 邱志楠."命门"理论的探讨[J].广州医学院学报,1983(2):78-81.

[63] 任艳玲,郑洪新.试论命门与人体生命调控系统[J].辽宁中医杂志,2002,29(10):580.

[64] 邵念方.谈命门[J].山东中医学院学报,1980,4(1):14.

[65] 宋知行.命门再探[J].河南中医,1981(2):23-24.

[66] 陶有青,徐春波,李振吉,等.名医经验传承国家服务平台建设的探索与实践[J].世界中医药,2015,10(1):113-116.

[67] 田合禄. 目命门实质揭密[J]. 浙江中医药大学学报,2016,40(12):898-902.

[68] 王家良,刘鸣. 循证医学[M]. 北京:人民卫生出版社,2001:192-200.

[69] 王家明. 生命的本原"命门"[J]. 江苏中医,1997,18(8):43-44.

[70] 王阶,熊兴江. 名医经验传承探索之路[J]. 中医杂志,2011,52(7):545-549.

[71] 魏凤琴,张珍玉. 命门的理论研究[J]. 山东中医药大学学报,2000,24(5):376-380.

[72] 邢克欣. 基于《黄帝内经》《外经微言》的督脉理论与应用研究[D]. 沈阳:辽宁中医药大学,2015.

[73] 邢玉瑞. 中医理论的逻辑发展与命门学说的形成——命门学说发生学研究之四[J]. 陕西中医学院学报,2004,27(4):7-8.

[74] 徐春波,白桦,顾晓静,等. 名老中医学术经验的传承与应用方法研究[J]. 世界中医药,2013,8(9):1036-1038.

[75] 许积成. 命门乃生殖器官[J]. 中国性科学,2006,15(5):16-19.

[76] 许敬春,张庆福. 论小心与命门[J]. 天津中医,2001,18(3):44-45.

[77] 薛钧,贺兴东,翁维良,等. 名老中医学术经验"研究型继承"的实践[J]. 世界中医药,2008,3(1):46-47.

[78] 薛清录. 全国中医图书联合目录[M]. 北京:中医古籍出版社,1991:662.

[79] 姚利军,朱克明. 不射精症治验[A]. 中国中西医结合学会. 第一届全国中西医结合男科学术会议论文汇编[C]. 中国中西医结合学会,2001:2.

[80] 余晓琪,胡永胜,李济仁. 目命门对卫气运行的调节[J]. 山西中医,1997,13(4):38-39.

[81] 袁乐. 浅论命门理论及与肿瘤的关系[J]. 国医论坛,2008,23(4):15-16.

[82] 张红英,刘宝君,董竞成,等. 下丘脑为命门初探[J]. 辽宁中医杂志,2010,37(7):1246-1247.

[83] 张鸿谟. 浅述命门学说[J]. 青岛医学院学报,1984(1):100-106.

[84] 张敬文,侯少静,章文春,等. 命门学说机理探析之一——命门学说与自组织[J]. 中医学报,2015,30(4):531-532.

[85] 张梅友. 从《外经》的整理谈理校的作用[J]. 中医药文化,1992(2):21-22.

[86] 张志锋. 脑为命门初探[J]. 光明中医,2008,23(8):1063-1065.

[87] 赵棣华. "命门"探讨[J]. 新中医,1974(1):42,51-53.

[88] 郑清国,陈光强. 论命门即前列腺[J]. 福建中医学院学报,2005,15(5):47-48.

[89] 郑雅琴. 论中医学说脑与五脏、命门的关系[J]. 中国中医基础医学杂志,1997,3(3):53-54.

[90] 职延广,侯美玉,王士福. 陈士铎及其《外经微言》[J]. 浙江中医学院学报,1982(3):

34-35.

［91］周德生.辨证治疗脑脊液循环障碍［J］.实用中医内科杂志,2013,27(10):42-45.

［92］朱明,戴琪.命门动静观——兼论中医关于内分泌学的早期发现［J］.北京中医药大学学报,2000,23(5):1-6.

［93］朱荣华.命门(太极)理论与发生遗传学［J］.南京中医药大学学报,1997,13(6):10-12.

［94］邹万成.俞根初学术思想之研究［D］.长沙:湖南中医学院,2003.

［95］邹学熹.易经易学教材六种［M］.北京:中医古籍出版社,2006:104.

第四章
命门学说临床发微

　　近现代学者在系统总结前人成就的基础上,结合临证实践及相关研究进展,对命门学说的临床运用进行补充与完善,扩大了命门学说的现代应用范围。理论是翅膀,临床是基础,理论研究必须与临床实践相结合,根据命门学说贵在"补真阳"而不忘"养真阴"的核心理念,我们以基于"命门火衰"论治肺癌、基于"真阳虚弱"论治糖尿病、基于"鼎薪模型"论治脾胃病等为示范,尝试"说明白"和"讲清楚"命门学说应对现代疑难病的"理法"与"方药",初步构建命门学说的"理—法—方—药—用"体系,系统展示命门学说的现代应用,旨在守正传承命门理论精华,融合创新命门临床应用,充分发挥命门理论在临床中的指导作用,助力提升中医药临床疗效。同时,本章也为"命门研究三部曲"之第二部《命门学说临证方药求真》和第三部《命门医案求真》做铺垫。

第一节　基于"命门火衰"论治肺癌

　　近年来,肺癌发病率持续上升,成为我国居民死亡的重要原因,给人民健康造成极大的负担,已成为我国男性发病率最高和女性发病率排名第二的癌种。中医药治疗肺癌,不仅可改善患者症状、提高生活质量、延长生存期,还可使其缩小,达到临床治愈。相关研究表明,"命门"是人体生命活动的原动力,具有调节五脏六腑生理功能的重要作用,肺癌的发生发展与命门火衰有较大关系。从命门火衰论治肺癌,重在温补命门之火(以下简称"命火")有望成为纯中医治疗肺癌的新途径。

一、从"命门火衰"认识肺癌

（一）命门火衰，寒凝成积

肺癌归属中医"肺积"和"积聚"范畴，其基本病机为命门火衰，致寒凝成积，癌瘤内生，发病部位可涉及五脏六腑而与命门密切相关。中医认为命门通过元气与五脏六腑、经络、四肢、百骸相互联系。张景岳认为"命门为真君真主，乃一身之太极"。《外经微言·命门真火篇》指出："命门为十二经之主……十二经之火得命门先天之火则生生不息"，命门统摄十二经、十二官，是人体生命活动的原动力，五脏六腑生理功能得以正常运转，皆赖命火推动，倚之为根。命门关乎人之生死，而肺癌作为人身一大恶疾，其能够在机体发生、发展也与命门有莫大关系。

命门为元阳之主，人体阳气根于命火，若命门火衰，阳气温煦失司，内寒变生，易生恶症。《素问·举痛论》指出："寒气客于小肠膜原之间，络血之中，血泣不得注于大经，血气稽留不得行，故宿者而成积矣。"《灵枢·百病始生》云："积之始生，得寒乃生，厥乃成积也""温气不行，凝血蕴里而不散，津液涩渗，著而不去，而积皆成矣。"经文指出，积证发生发展的基本病机是阳虚阴盛。正如《诸病源候论·寒疝积聚候》指出："积聚者，由寒气在内所生也。"

古代医家在长期临床实践中，就已明确命门火衰与寒凝成积关系密切。《医宗必读·水肿胀论》记载："命门火衰，既不能自制阴寒，又不能温养脾土，则阴不从阳。"命门火衰，五脏六腑阳气虚弱，寒邪内生，凝滞体内，阻遏气血津液运行，变生痰瘀，易生肿块。据临床所见，绝大多数肺癌都以"质硬"为主，此正与阴结寒凝所生之物相合。正如《杂病源流犀烛·积聚癥瘕疝癖痃源流》所言"积聚癥瘕疝癖，因寒而痰与血食凝结病也"。清代医家王维德在长期实践中，观察到积证多由寒凝所生，创制名方"阳和汤"温阳、散寒、解凝，并告诫后人"世人但知一概清火而解毒，殊不知毒即是寒，解寒而毒自化，清火而毒愈凝"。

综上所述，命门火衰容易导致寒凝，而寒凝是肺癌发生、发展的主因。

（二）命门火衰，肝郁生积

肝喜条达而恶抑郁，而命门火衰容易导致肝郁。命门火旺者，其人喜动，乐观向上，遇有不快事，常可自行化解，不易肝郁，人身健康。命门火衰者，阳气虚弱，喜静懒动，悲观内向，如遇事不快，难以释怀，易致肝郁，从而变生各症。肝气有序升发，全赖命门火旺；若命门火衰，肝气升发失序，肝气郁滞，导致人体气机升降失司，百病丛生。正如《外经微言·三关升降篇》言："气旺则升降无碍，气衰则阻，阻则人病矣。"

当今社会，由于工作和学习压力大，多数人的身体高负荷运转，长期处于紧张和焦虑之中，容易诱发肝郁。如再加饮食起居不慎，耗伤元阳，更易肝郁；肝郁则气滞、血瘀、痰凝亦随之而起。气滞、血瘀、痰凝相互搏结于脏腑，久则化毒生瘤。在临证中，大多数肺癌患者常伴有肝郁，症见心烦易怒、抑郁寡欢、两胁不适等。

综上可知，命门火衰容易导致肝郁，而肝郁是肺癌发生、发展的诱因。

二、从"温补命火"治疗肺癌

（一）内治：扶阳散寒，解郁除凝

命门火衰乃肺癌发生、发展的基本病机，因此，欲治肿瘤，拔其根本，当以温补命火为第一要务。在遣方用药上，温补命火，可以"四逆汤"为基础方，四逆汤由附子、干姜、炙甘草组成。附子为补火第一要药，温阳散寒之力峻；干姜温中散寒，为附子之臣佐；炙甘草与前药配伍，辛甘化阳，调和药性，共收扶阳、散寒、解凝之效。肝郁为肺癌发生发展之诱因，气机不畅，百病丛生，且肺癌患者一旦得知病情，常肝郁更甚，陷入恶性循环。因此，疏肝解郁也是肺癌的重要治法，可以"四逆散"治之，方中柴胡疏肝解郁、升发阳气，白芍养血柔肝，枳实理气、解郁、破结，甘草甘缓和中。此外，参以国医大师朱良春治疗肺癌之法，选用蜈蚣、地龙、全蝎等虫药，攻坚伐邪，消散癌肿，以增消癌之力。

（二）外治：艾灸命门，补益元阳

清代名家吴师机《理瀹骈文·外治之理即内治之理》指出："外治之理，即内治之理,外治之药,亦即内治之药;所异者,法耳。"中医治疗方法多种多样,不仅可以通过中药汤剂内服,还可以采用针刺、艾灸、砭石等外治法,内外兼治,协同增效。命门穴在左右肾俞穴之间,具有培补元阳之功,人体命门元气输注于命门穴,与命火盛衰密切相关,艾灸命门穴可壮命火,鼓动全身阳气,具有补益元阳、散寒祛湿等作用。神阙穴与命门穴前后对应,都有"生命之门"之称,具有培本固元的功效。在临证中,可在内服中药的基础上,联合艾灸命门、神阙等穴以壮命火。内外兼治,共奏扶阳、散寒、解郁、除凝之功,临床大多可收满意的疗效。

三、"温补命火"治疗肺癌验案剖析

近年来,笔者基于命门火衰纯中医治疗肺癌,以"阳虚、寒凝、肝郁"为切入点,以"温补命火"为治疗原则,以"扶阳、散寒、解郁、除凝"为主要治法,取得较为满意的疗效,附上验案1则。

(一)验案简介

患者王某,男性,26岁。于2021年4月因"反复咳嗽、痰中带血1个月余"就诊,在当地医院查胸部CT:右肺门增大,右上肺软组织团块(4.0 cm×2.7 cm),两肺多发结节(较大者长径约1.0 cm),经肺穿刺病理确诊为"小细胞肺癌"。患者较年轻,不愿手术,拒绝放化疗,寻求中医治疗。刻下症:咳嗽,时有痰中带血,乏力,畏寒,腰部酸痛,四肢欠温,情志抑郁,纳眠一般,二便尚可。舌淡暗,边有齿痕,苔白腻,脉弦细。

(二)治疗经过

综合舌象、脉象、症状、体征和病史,本案中医诊断为"肺积"(西医诊断为"肺癌"),基本病机是"命门火衰",据"机"论治,以"温补命火"为法,方选"四逆汤"加味。具体用药为:熟附子6 g^(先煎),干姜12 g,炙甘草18 g,柴胡12 g,枳实12 g,生白芍18 g,生鸡内金30 g,生黄芪30 g,地龙9 g,蜈蚣1条,仙鹤草30 g。配合针刺印堂、合谷,每2周1次;艾灸命门、神阙,每日1次,每个穴位30 min,每周4次(连续)。经治疗14日,咳嗽减轻,排痰增加,痰中无带血,乏力、畏寒、四肢不温等症均有好转,心情较前开朗,排稀便每日四五行,排出顺畅,排汗增多,小便调,舌脉大致同前,精神转佳。效不更方,续以上方加减,配合针刺、艾灸治疗3个月余,至2021年8月复查胸部CT:右上肺软组织肿块较前缩小(2.8 cm×2.7 cm)。患者信心大增,效不更方,守原方案治疗,期间根据不适症状微调处方,每3个月复查1次胸部CT。2022年2月、5月、8月和2023年2月的肿块大小分别为2.0 cm×1.2 cm、1.3 cm×1.0 cm、1.0 cm×0.9 cm和0.7 cm×0.7 cm,肿瘤稳步缩小,患者精神佳,无特殊不适,生活如常人,仍在调理中。

表4-1 治疗期间肿瘤控制情况

检查日期	最长水平径/cm	最长垂直径/cm	两径乘积/cm²	肿瘤体积缩小百分比/%
2021.04.23	4.0	2.7	10.8	—
2021.08.16	2.8	2.7	7.6	29.6*
2021.11.16	2.1	2.0	4.2	44.7*
2022.02.17	2.0	1.2	2.4	42.9*
2022.05.18	1.3	1.0	1.3	45.8*
2022.08.16	1.0	0.9	0.9	30.8*
2023.02.07	0.7	0.7	0.5	44.4*

备注:*与前次检查结果对比。

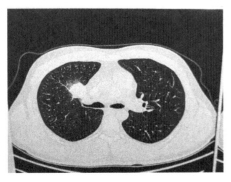
治疗前 CT

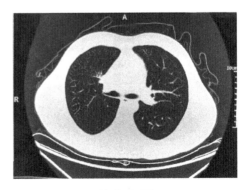
治疗后 CT

图4-1 治疗前后肿瘤 CT 变化

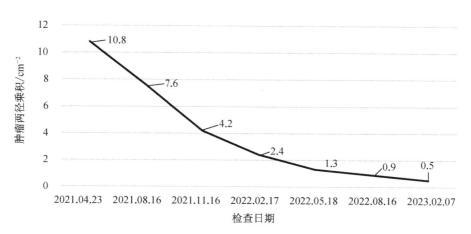

图 4-2　治疗期间肿瘤两径乘积变化

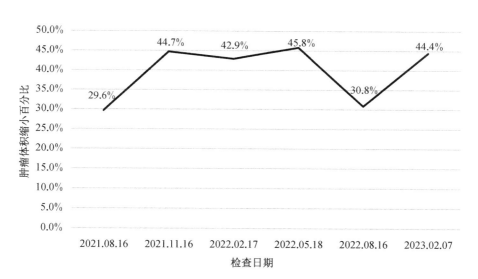

图 4-3　治疗期间肿瘤体积缩小百分比变化

(三)理法探析

　　小细胞肺癌乃凶险之症,大多数晚期患者生存期不到 1 年。西医仅能通过有限的化疗手段,短期控制肿瘤,然大部分患者终因对化疗产生耐药性而死亡。中医界普遍认为小细胞肺癌为火热所致,投以清热解毒之品,然疗效欠佳。本案患者初诊时,畏寒、四肢不温之症明显,并见乏力、腰部酸痛、情志抑郁等症,综其舌、脉、症,基本病机为命门火衰。命门火衰,元阳虚弱,则畏寒、乏力、四肢不温;阳虚寒凝,阻结于肺,变生肿瘤;肺失宣降,则见咳嗽、咳痰;阳虚而腰府失养,则见腰部酸痛;命门火衰,肝失温养,肝郁气滞,故见情志抑郁。

本案患者阳虚、寒凝、肝郁皆备,而考其根本,实乃命门火衰所发,当温补命火,重在扶阳、散寒、解郁、除凝。投"四逆汤"以扶阳散寒,"四逆散"合香附以疏肝解郁,配以地龙、蜈蚣攻坚消癥,生黄芪、仙鹤草扶正抗癌,生鸡内金消积散结;同时,联合针刺印堂、合谷开肝、肺之郁,艾灸命门、神阙温补命火;药、针、灸并用,协同增效,共收补命门之火衰、扶元阳之虚损、散内外之寒凝、解全身之郁滞之功,使命门得补,元阳得复,寒邪得散,郁滞得解,经络通畅,脏腑安和。如此,肿瘤即失去了生存发展之土壤,自然无法继续生长,转而日渐缩小,甚至消失,此所谓"不治肿瘤而正治肿瘤"之法。

(四)临证参悟

本案患者服药后,畏寒、乏力、抑郁明显减轻;同时,观察到"三多"(便多、汗多、痰多)现象。患者服药后,大便明显增多,每日达四五次,然大便虽多,患者无困顿乏力,反觉全身畅快;出汗虽多,反觉一身轻松;咳痰虽多,无胸闷、气短,反觉胸中清爽。由于肺主皮毛、开窍于喉、与大肠相表里,用药之后,命火得补,阳气得复,气机顺畅,正气盛而邪气出,肿瘤消散后通过大便、痰、汗等有形之物,逐渐排出体外。

在临证中,笔者观察到不少肺癌患者,药、针、灸并用后,出现"三多"现象,而其人日渐轻松,此乃肿瘤化开,邪有出路,邪实外排,邪去正复之象。系统治疗后复查,肿瘤均有不同程度缩小。由此可知,皮毛、喉窍、大肠是肿瘤邪实外排的重要通道。扶阳方和灸命门就像"太阳",体内的肿瘤就像"寒冰",受到"阳光"的照射,慢慢转化为"废水",通过大便、痰液、汗等通道排出。排出的是邪气,邪气少一分,正气就会多一分。

【按语】

万物生长靠太阳,人类健康守命门。命门之于人体,犹如太阳之于地球,阳光充足,则万物生机勃勃。在自然界,阴寒潮湿、空气滞涩之地易生"蘑菇",而阳光普照、空气流通之地则"蘑菇"难长。人之体质犹如地之土壤,肿瘤则如"蘑菇",命门火旺、阳气充足、气机顺畅之体,肿瘤难生;而命门火衰、阳气虚弱、寒凝郁滞之体,肿瘤易长。因此,治疗肺癌应当从根本入手,以"温补命火"为基本原则,以"扶阳、散寒、解郁、除凝"为主要治法,使命门火旺,营造"阳光普照"环境,铲除肺癌赖以生存之阴寒土壤,使其无立锥之地,则肿瘤自消。以上为笔者纯中医治疗肺癌之点滴心悟,不揣浅陋,以飨同道,以期为纯中医治疗肺癌提供新的思路、方法、借鉴。

第二节　基于"真阳虚弱"论治糖尿病

糖尿病是基于多基因遗传和环境因素相互作用,导致内源性胰岛素分泌缺陷和/或胰岛素作用障碍的一组以"高血糖"为主要特征的代谢性疾病。随着社会经济的发展,生活水平的改善,社会人口的老化,糖尿病之发病率逐年攀升,世界卫生组织称之为"21 世纪之灾难"。

祖国医学认为,糖尿病属于"脾瘅""消渴病"范畴。目前,业内人士普遍认为,糖尿病以"阴虚燥热"为基本病机,治疗原则为"养阴清热",但验之于临床则疗效不尽如人意。林明欣认为"真阳虚弱"为糖尿病基本病机,以下将从"真阳虚弱"认识糖尿病、从"温补真阳"治疗糖尿病、"温补真阳"治疗糖尿病验案剖析三个方面来展开论述。

一、从"真阳虚弱"认识糖尿病

《素问·奇病论》指出:"数食甘美而多肥,肥者令人内热,甘者令人中满,故其气上溢,转为消渴。"于临床中,多饮、多食、多尿及消瘦("三多一少")等典型消渴症状较为少见,反而多见如下症状。神:神疲乏力;形:形体肥胖,四肢不温;纳:胃纳欠佳,口干多饮,喜饮热汤;眠:失眠多梦;便:大便干结,小便频数;汗:动则汗出;舌脉:舌质淡暗,边有齿痕,舌苔白润,脉象沉细。上述症状与体征,责在"真阳虚弱"。值得指出的是,"天之大宝,只此一丸红日;人之大宝,只此一息真阳"(《类经附翼·求正录》),命门内藏"真阳",有名而无形,是高于五脏系统的生命调节中枢,为五脏六腑之主,肾代其司令。

以"阴阳"为纲,以上诸症具体剖析如下。《素问·生气通天论》指出"阳气者,精则养神,柔则养筋",真阳虚弱,神失所养,故见"神疲乏力"。《素问·三部九侯论》指出"必先度其形之肥瘦,以调其气之虚实",真阳虚弱,温运乏力,聚湿生痰,故见"形体肥胖"。《素问·阳明脉解》记载"四肢者,诸阳之本也",人身四肢,诸阳所主,真阳虚弱,温煦乏力,不达四肢,故见"四肢不温"。《灵枢·海论》记载"胃者,水谷之海",胃主受纳,腐熟水谷,真阳虚弱,腐熟失司,故见"胃纳欠佳"。《素问·六微旨大论》认为"非其位则邪,当其位则正",真阳虚弱,邪阴独盛,格阳于外,真阳失位,化为邪阳,故见"口干喜温饮"。《灵枢·口问》言"阳气尽,阴气盛,则目瞑;阴气尽,阳气盛,则寤矣",真阳虚弱,虚阳浮越,阳不归舍,失却潜藏,故见"失眠多梦"。《素问·五脏别论》云"魄门亦为五脏使,水谷不得久藏",真阳虚弱,推动乏力,魄门失司,水谷久藏,故见"大便干结"。《素问·灵兰秘典论》记载"膀胱者,州都之官,津液藏焉,气化则能出矣",真阳虚弱,膀胱气化失司,水液直趋于下,故见"小便频数"。《素问·阴阳别论》指出"阳加于阴谓之汗",汗为阴液,阳气统之,真阳虚弱,汗失所统;而且,动则气耗,故见"动则汗出"。舌质淡暗,边有齿痕,舌苔白润,脉象沉细,皆为"真阳虚弱"之征。国医大师任继学及路志正等皆认为,"阳气虚弱"乃消渴病的主要病机。

《素问·生气通天论》指出"阳气者,若天与日,失其所,则折寿而不彰,故天运当以日光明"。人身之"阳",犹如天之"日",天运常以"日"为光明,人运则常以"阳"为寿命。阳气乃寿命之本,阳气充足则长寿,阳气衰微则短命;随着社会经济之发展、工作节奏之加快、生活水平之改善,当世之人,有违《素问·上古天真论》"法于阴阳,和于术数,食饮有节,起居有常,不妄作劳"之旨,不法阴阳,食饮失节,起居失常。细而言之,不控制情绪以顾护肝脏阳气,不调整心态以顾护心脏阳气,不节制生冷以顾护脾胃阳气,不规避风寒以顾护肺卫阳气,不节制房事以顾护肾脏阳气。如此,阳气日戕,消渴病起。

现代医家以"阳虚"立论,从"扶阳"立法,论治糖尿病取得较为满意的疗效。以"温阳降糖汤"治疗阳虚型糖尿病患者,结果显示,本方能有效地改善糖化血红蛋白、空腹血糖及餐后血糖等指标。以"温脾肾暖肝胃方"治疗2型糖尿病患者,结果显示,本方能控制血糖、改善胰岛素抵抗及减轻低度炎症反应。

二、从"温补真阳"治疗糖尿病

《素问·四气调神大论》指出:"四时阴阳者,万物之根本也,所以圣人春夏养阳,秋冬养阴。"阳气生发于春,旺长于夏,收敛于秋,封藏于冬;阳性本热,春夏之时,阳气升浮,天气渐热;秋冬之时,阳气降沉,天气渐寒;"寒"乃阳气之收藏状态,此"寒"乃"太阳寒水"之"寒",并非简单外感"寒"邪,故冬之气,亦即"藏"之气;冬令之时,地下温暖,阳气秘藏,人于此际,宜顺天时,固秘阳气。因此,伤"寒"论,即伤"藏"论,亦即伤"阳"论。

张仲景《伤寒论》非独为"伤寒"而设,乃为百病立法,"消渴病"亦不例外。临床论治消渴病,当以"温补真阳"为宗旨。清代郑钦安秉承医圣之旨,其于《医理真传·三消症起于何因》中指出,消渴病可从"阳虚"诀之,治宜导龙归海,"潜阳丹""封髓丹"二丹,"四逆汤""白通汤"诸方,皆可斟酌而用。清代周学霆亦宗"扶阳治消"之论,其于《三指禅·消渴从脉分症论》中指出,消渴一病,发于阳者,十居二三,发于阴者,十居七八,用桂附多至数斤而愈。阳气至关重要,乃人身立命之根,生化之源,活动之基。因此,崇阳则寿,钟阴则夭。笔者认为,"真阳虚弱"乃消渴病及其并发症之基本病机,"治消"当求其本,以"温阳"为首务,并贯穿于治疗始终。至于"温阳"之法,若按《伤寒论》"六经"归类,可细分为温运太阴、温补少阴、温达厥阴。温运太阴,旨在温助后天之生化力,培育后天之本,从而使气血生化有源。温补少阴,旨在温助先天之原动力,顾护先天之本,从而使阴阳之宅有主。温达厥阴,旨在温助阳气之萌发力,呵护初生之阳,从而使阳气升发有序。

三、"温补真阳"治疗糖尿病验案剖析

(一)验案简介

患者屈某,男性,39岁,就诊时间2011年10月13日(首诊)。

手心及背部多汗4年余,加重伴多饮及多尿1个月余。缘2007年以来,患者间断出现手心及背部出汗,较常人次频量多,与季节无关,自行上网查询,予冬桑叶研末冲服及自购中成药玉屏风颗粒等,疗效一般。自2011年9月以来,手心及背部出汗较前明显加重,复见:口干多饮,每晚起夜三四次,遂至当地三甲医院体检,诊断为"2型糖尿病",予二甲双胍片(格华止)0.5g口服,一日3次,口干多饮有所改善,夜尿仍有二三次,手心及背部仍多汗,为求进一步治疗,转诊广州中医药大学第一附属医院。刻诊　主症:手心及背部汗多(自

备毛巾,多次擦汗),汗出湿衣(微感恶风),白昼较轻,夜间加重;神:精神疲惫,少气懒言;形:体型偏胖,BMI 27.6 kg/m²;纳:口咽干燥,喜饮温水,胃纳尚可;便:小便清长,夜间 2～3 行,白昼基本正常,未见泡沫,大便两日 1 次,排出欠畅;眠:时时欲寐,夜间易醒;其他:面无光泽,时有心慌;舌脉:舌质淡暗,舌体胖大,舌苔白浊,脉沉而微,右尺尤甚。

(二)治疗经过

对于本案患者,西医诊断为"2 型糖尿病,糖尿病自主神经病变(泌汗异常)"。中医辨病为"消渴病汗症",至于辨证方面,本证类似"太阳表虚、腠理失固",然已用"固表止汗"之品,收效甚微,详察舌、脉、症,以"首辨阴阳"为纲,以"再辨六经"为目,证属"少阴阳虚、虚阳外越";法随证立,当以"温补少阴、迎阳归舍"为法;方随法出,可选"四逆汤"加味,具体处方如下:熟附子 12 g(先煮 1 h),干姜 15 g,炙甘草 20 g,山茱萸 40 g,砂仁 10 g(后下),乌梅 10 g,麻黄 7 g,细辛 10 g,白芍 30 g,肉桂 3 g(后下),生姜 30 g(自备),上方加水 1 500 mL,煎取 200 mL,分 2 次早晚温服,每日 1 剂,暂予 5 剂;禁食生冷、冰冻及寒凉之品。西医治疗续以"二甲双胍片(格华止)"0.5 g 口服,一日 3 次。建议住院行系统检查并明确糖尿病分型,患者经济有限,拒绝入院,故予查葡萄糖耐量试验(OGTT)、代谢四项、血脂四项、糖化血红蛋白、血液分析及尿组合等,因胰岛素释放试验及 C 肽释放试验费用较高,患者拒查。

二诊(2011 年 10 月 20 日):

我院门诊检查结果示:口服葡萄糖耐量试验为空腹血糖 6.89 mmol/L,餐后 30 min 血糖 9.27 mmol/L,餐后 1 h 血糖 10.42 mmol/L,餐后 2 h 血糖 9.87 mmol/L,餐后 3 h 血糖 6.32 mmol/L;HbA1c 6.8%;血脂四项:低密度脂蛋白胆固醇 2.86 mmol/L,高密度脂蛋白胆固醇 1.13 mmol/L,总胆固醇 5.38 mmol/L,甘油三酯 1.54 mmol/L;肝功能、肾功能、血液分析及尿组合均正常。

综合评估目前检查结果,患者整体情况尚可。自诉服药期间,汗出仍较明显,且汗液较前黏性大(带有臭味乃邪从汗解),但疲倦、乏力、懒言减轻,精神状态尚可,面有光泽,仍觉口干喜温饮,纳眠可,大便每日 1 次,质地稀溏,排出顺畅(味臭乃邪从大便而解),夜尿 1 次,仍较清长。舌象大致同前,右尺脉较前有力。根据上述反应,药中病所,阳药运行,阴邪始化,效不更方,但可增大

"四逆汤"用量,具体处方如下:熟附子 15 g$^{(先煎1h)}$,干姜 20 g,炙甘草 30 g,山茱萸 40 g,砂仁 10 g$^{(后下)}$,乌梅 10 g,麻黄 7 g,细辛 10 g,白芍 30 g,肉桂 3 g$^{(后下)}$,生姜 30 g(自备),予 7 剂,每两日 1 剂(寒邪已化,峻药增量,但宜缓图,故改为两日 1 剂),其余煎服方法及注意事项同"首诊"。

三诊(2011 年 11 月 4 日):

我院门诊检查末梢血空腹血糖为 5.83 mmol/L,餐后 2 h 血糖为 7.52 mmol/L。手心及背部汗出白昼及夜间均显著减少,口干亦明显减轻,自觉"气"已够用,精神爽朗,面有光泽,纳眠可,大便每日 1 次,质地仍偏稀,排出顺畅(不带臭味),无夜尿;舌淡红,舌体正常,舌苔薄白,脉缓和有力。患者诸症大减,效不更方,守方续服,再予 4 剂巩固疗效,煎服方法及注意事项同"二诊"。患者目前病情稳定,血糖控制平稳,逐减"二甲双胍片(格华止)"用量"0.5 g 口服,一日 2 次"改为"0.5 g 口服,一日 1 次",嘱其定期门诊调理,停用格华止。

此后,患者自认为病情稳定,各项实验室指标控制可,无特殊不适,家在湖南,路途较远,经济有限,未再复诊。

(三)理法探析

《素问·宣明五气》载有"五脏化液,心为汗",《素问·脏气法时论》指出"肾病者……寝汗出,憎风",明代李中梓于《医宗必读·汗》中进一步发挥经旨,"心之所藏,在内为血,在外为汗。汗为心液,肾主五液,故汗症未有不因心肾而得"。汗为心液,肾主五液,大凡出汗,不离心肾,心肾则总统于少阴。《伤寒论》第 281 条指出"少阴之为病,脉微细,但欲寐也"。患者脉沉而微,右尺尤甚,时时欲寐,故病在少阴。手心为厥阴心包经所主,心包乃少阴心之宫阙;背为胸中之府,心君居之,故汗出多在"手心"及"背部",可印证"病在少阴"之论。

清代郑钦安于《医法圆通·汗证》中指出,大凡汗证,上中下三部阳虚,无力统摄群阴,皆能出汗,其人定多嗜卧、少气懒言。本案患者精神疲惫、时时欲寐、少气懒言,故"阳虚阴盛"可由此管窥。此外,《素问·阴阳应象大论》指出"故阳气者,一日而主外,平旦人气生,日中而阳气隆,日西阳气已虚,气门乃闭。"本案患者白昼得天阳之外助,以济内在之阳虚,故见出汗较轻;夜间则阳气已虚,阴气主事,虚阳难镇盛阴,故见夜间加重。《素问·五运行大论》指出"迭移其位者病,失守其位者危",少阴阳虚,阴寒内盛,格阳于外,虚阳外越,不当其位,化为邪阳,耗伤津液,故见口咽干燥,喜饮温水。《素问·灵兰秘典论》记载"膀胱者,州都之官,津液藏焉,气化则能出矣。"《伤寒论》第282条记载"小便白者,以下焦虚有寒,不能制水,故令色白也。"肾与膀胱,互为表里,肾阳虚弱,累及膀胱,气化失司,蒸腾乏力,水液下趋,故见小便清长;夜间阴气主事,虚阳无力与之抗衡,故见夜尿频数。心液在汗,出汗日久,心液耗损,心肾失交,水火不济,故见夜间易醒,时有心慌。唐代孙思邈于《备急千金要方》中指出"头者,诸阳之会也",头面乃阳经汇聚之处,阳气虚弱,无力载血以上荣于面,故见面无光泽。舌质淡暗,舌体胖大,舌苔白浊,脉沉而微,右尺尤甚,皆为"阳虚阴盛"之征。综上所述,本案证属"少阴阳虚、虚阳外越",法宜"温补少阴、迎阳归舍"。

（四）临证参悟

在《伤寒论》少阴篇中,张仲景首选"四逆汤"以温补少阴;对于"四逆汤",《伤寒论》第323条指出:"少阴病,脉沉者,急温之,宜四逆汤",清代陈元犀于《长沙方歌括·太阳方》中理解为:"生附子、干姜,彻上彻下,开辟群阴,迎阳归舍……而以甘草主之,从容筹划,自有将将之能",郑钦安亦领会张仲景之旨,其于《医理真传·乾坤大旨》中指出:"坎中一点真阳,乃人身立命之根",本案患者少阴阳虚,真阳虚弱,阴邪独盛,虚阳外越;若不急温,阳气渐虚,阴邪渐盛,必将真阳离绝,故急用"四逆汤"以荡尽群阴,复兴火种,迎阳归舍,秘藏真阳,永固命根。

《素问·六微旨大论》指出"少阴之上,热气治之,中见太阳",少阴与太阳互为中见,少阴表面则为太阳。本方暗合"麻黄附子细辛汤",《伤寒论》第301条指出"少阴病,始得之,麻黄附子细辛汤主之。"清代钱天来于《伤寒溯源集·少阴篇》中理解为:"附子补命门真阳,麻黄解在表寒邪,细辛助其辛温发散"。本方少阴及太阳两顾,少阴阳气既振,内在之寒则可由内而外,由里达表,丝丝外托,如此,可两解少阴太阳之寒。对于"山茱萸"与"乌梅",山茱萸气味酸平,乌梅气味酸温,皆能收敛离位之阳气归舍,化为少火,少火生气,两者联用,相得益彰。对于"砂仁"与"肉桂",砂仁气味辛温,既能宣中宫一切阴邪,且能纳五脏六腑之气归肾;肉桂气味辛温,不专事温补,尚能祛除阴邪,且能引火归元,一药可奏三功;两药合用,纳气归肾、迎阳归舍之力倍增。消渴一病,宜"治之以兰,除其陈气"(《素问·奇病论》),"生姜"与"干姜"均能"除其陈气",两姜联用,疗效更佳。综上,全方集辛散、温补、酸收、甘缓之品于一炉,可收温补少阴、迎阳归舍之功。

【按语】

自《黄帝内经》提出"消渴"以来,其基本病机总体趋向于"阴虚燥热"及"阳虚不化"两种截然不同的观点。就影响而言,"阴虚燥热"占明显优势,至今诸多中医临床医家仍奉此为辨治"消渴病"之圭臬。然据临床所见,消渴病并非皆以"阴虚燥热"为基本病机,真阳虚弱者亦不在少数。从"真阳虚弱"认识消渴病,从"温补真阳"治疗消渴病,有文献支撑,有理论支持,有临床实践,故应在诊治中秉承"温补真阳"之宗旨,处方用药宜时时刻刻固护真阳。

第三节　基于"鼎薪模型"论治脾胃病

脾胃为后天之本,主运化水谷精微;而命门为先天之本,先天元气需脾胃水谷精微之气充养;脾的运化功能则须依赖先天命火的温养、先天真水的滋润。张景岳《景岳全书·传忠录·命门余义》指出:"脾胃为灌注之本,得后天之气也。命门为化生之源,得先天之气也……此气自下而上,与后天胃气相接而化,此实生生之本也。"由于命门与任督二脉相通并借其交通联贯五脏六腑,而脾与任督脉密切联系,并在口唇与任督二脉交会相连,故任督二脉是命门与脾沟通连接的基础。《外经微言·脾土篇》曾提到"命门盛衰,即脾土盛衰,命门生绝,即脾土生绝也"。《景岳全书·杂证谟·论脾胃》记载:"水谷之海,本赖先天为之主;而精血之海,又赖后天为之资。"上述观点均充分表明命门与脾主运化有着深层次的联系。

一、从"鼎薪模型"再认识"脾主运化"

为系统阐释命门与脾主运化的密切联系,在借鉴许叔微及严用和等前贤"釜底之火"模型的基础上,笔者提出命门与脾主运化关系的"鼎薪模型"(图4-4),其内涵包括4个方面。其一,脾犹如运化水谷精微的"鼎釜",脾气健运方能"化米成炊"以滋养周身。其二,命门真火对脾主运化主要起温煦、激发和推动作用,通过温煦脾阳积薪焚鼎,促进对食物的消化、吸收与运输以及水液代

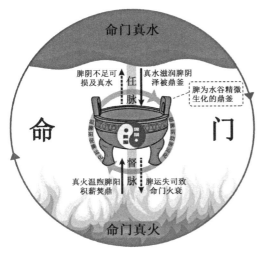

图 4-4　命门与脾主运化关系的"鼎薪模型"示意

谢等功能,尤如"鼎底柴薪"。其三,命门真水滋养、固摄、封藏脾脏精气,通过滋润脾阴泽被鼎釜,为脾主运化提供物质基础,诚如"鼎中水液"。其四,鼎中水液在受热蒸腾的同时,润泽鼎釜以免炉火损伤;柴薪燃烧所化炉灰因鼎釜完好而吸附于鼎底,使其更加厚重稳固;鼎釜因其完好无缺,得以不断化生精微,聚散协调,令水液、柴薪源源不竭,继而实现燥湿相济、升降相因、纳化相依,命门真火与真水既济,以至脾土和合、生化无穷。

二、从"补真火,温脾阳"和"养真水,滋脾阴"助脾运化

从"鼎薪模型"角度理解脾主运化可知,若"鼎釜有缺"致使中气亏虚或阴津不足,无论如何扶阳添薪,仍无法令脾主运化复常。倘由于脾运失司,水谷精微化生不及,水湿痰饮内生,令后天脾阳、脾阴亏损,将损及命门水火,致使命门亏虚。反之若先天命门元气匮乏,令任督二脉空虚,亦可使后天水谷之海虚衰,罹患脾胃疾病。

因此,养先天命门以充任督二脉,可治脾胃中气之病;脾胃化生精微有权,可反哺先天命门,培补元气。欲养先天命门须谨记张景岳所言:"命门为元气之根,为水火之宅。五脏之阴气非此不能滋,五脏之阳气非此不能发",使水火、阴阳保持动态平衡,不可偏废。

(一)"补真火,温脾阳"助脾运化

脾土须命门真火温煦,才能发挥其运化功能,真正实现"脾主运化精微"。命门真火温煦脾土,使脾运化水谷精微有力,以化生气血津液,进而供养五脏六腑、四肢百骸,充养元气;同时助脾散精化气布津,运化水湿,通利三焦,以"开鬼门、洁净府",使水湿阴邪排出体外。

若脾运化无权,失其"灌四旁""游溢精气""散精"之能,各脏腑之精失"脾气散精"的供养,致脏腑功能失调,精微物质则有生成不足、循行失常或异常化生之虞。若病变日久,各病理因素恶性循环,将损及命门真火,导致命门火衰,影响机体正常生命活动。

而针对脾胃虚寒证,薛己认为病机多为"命门火衰,不能生土",在治疗上通过温补命门真火治脾虚失运。因此,在其医案中有大量应用"八味丸"补火生土或朝服补中益气汤、夕进八味丸以火土兼顾的记载,体现其"脾病也当益火,则土自实而脾安矣"先后天同治的学术思想,同时也是"补真火,温脾阳"助脾运化的典型范例。

(二)"养真水,滋脾阴"助脾运化

《黄帝内经》中多次提到濡润是脾藏的重要功能,如"脾脏其性静兼,其德为濡"(《素问·五运行大论》),"脏真濡于脾"(《素问·平人气象论》《素问·生气通天论》)等。而中医学界认为脾脏的濡养功能来源于脾阴,且不仅局限于本脏,还可以濡养五脏六腑和四肢百骸。刘完素也曾言及脾阴对机体生命活动的重要意义:"土为万物之母,水为万物之元……地干而无水湿之性,则万物根本不润,而枝叶衰矣……故五脏六腑,四肢百骸,受气皆在脾胃,土湿润而已。"王九峰也有言"脾阴不足,不能运食"。因此,脾要运化水谷精微,则有赖于脾阴的濡养。

而对于真水与脾阴关系的论述,早在宋代的《仁斋直指》就有记载:"若夫阴虚火动,脾胃衰弱,真阴者水也,脾胃者土也。土虽喜燥,然太燥则草木枯槁。"张景岳在《类经附翼·求正录·真阴论》中强调命门为精血之海,藏脾土之精,可灌溉濡养脾阴,为脾主运化提供物质保障。并在《景岳全书·杂证谟·论虚损病源》论及"夫相火者……炽而无制则为龙雷……又上入脾,则脾阴受伤",这开启了"命门真水滋养脾阴以助运化"之先河。而陈士铎在治疗脾胃病时,注重发挥命门真水的重要作用,崇尚调和命门水火,使两者既济而不偏盛。唐宗海则在前人重视脾阳的基础上,格外重视脾阴,认为脾阴不足亦可致脾失健运,指出"李东垣后,重脾胃者,但知宜补脾阳,而不知滋养脾阴。脾阳不足,水谷固不化,脾阴不足,水谷仍不化也"。

脾阴不足,食不化精,则不能为胃行其津液。若脾阴虚损,则精微化生不足,将使命门真水失其生生之源。回顾"鼎薪模型"可知,若釜中无水,纵命火

旺盛,结果只会是土不受火,损伤中焦,导致布散精微无权,后天难以反哺先天,终累及命门真火,变证丛生。正如唐宗海在《血证论·阴阳水火气血论》所言:"脾不制水固宜燥,脾不升津则宜滋。"因此,调治脾失健运患者,不仅要关注命门真火,还要注意其脾胃"鼎釜"是否有缺,水液是否充盈,方能切中肯綮。倘若釜中水亏,纵然命火旺盛一时,也会进一步耗气伤津,徒增中焦虚损。

因而历代医家都重视滋补真水与脾阴以助脾运化来治疗复杂疾病。如《金匮要略》用薯蓣、大枣为君药的薯蓣丸滋脾扶正治疗虚劳不足、风气百疾。张景岳提出"治阴而舍命门,非其治也",并创制左归丸等大补真水的经典名方。罗周彦继承了徐春甫"脾阴足而万邪息"的思想,用当归、白芍、生地、熟地等滋阴补血药治疗元阴不足,恢复脾濡润功能,拓宽了滋脾阴的治疗思路。张锡纯在《医学衷中参西录》中提到"治阴症者,当以滋脾阴为主。脾阴足,自然灌溉诸脏腑也",并屡屡重用山药峻补脾阴,治诸阴虚大病。

三、"养真水,滋脾阴"治疗顽固性便秘验案剖析

便秘,是以大便排出困难,排便周期延长;或周期不长,但粪质干结,排出艰难;或粪质不硬,虽有便意,但排便不畅为主要表现的病症。近年来,随着人们饮食结构改变、生活节奏加快及各种复杂社会心理因素的影响,年龄越大患病率越高,60 岁以上人群患病率可高达 22%,女性发病多于男性,农村地区患病率高于城市。中医对便秘的认识由来已久,对其发病原因、发病机制、辨证论治、未病先防等各方面均有建树。中医治疗便秘可以改善患者症状,提高生活质量,达到临床治愈之目的。

不论是阴虚内热、营血不足或气阴两虚所致便秘,终致脾阴不足、肠道失于濡润。便秘持续不解,则阴液生成不足与消耗并见,肠道失于濡润,从而形成便秘和阴伤的恶性循环。由于脾得水谷之精微而化生阴液,这是人体后天阴液产生的源泉。脾阴可滋养五脏,五脏之津液亦通于脾,故脾阴亏虚与肠道津亏互为影响。因此,以滋补脾阴、润肠通便之品治疗便秘,往往可获良效。

基于"鼎薪模型"认识命门与脾主运化的密切联系,以及张景岳所言"治阴而舍命门,非其治也"的阐述,可知命门真水与便秘的病因病机有着密切关系。从"养真水,滋脾阴"角度治疗顽固性便秘可获得满意的疗效,列举验案如下。

（一）医案溯源

一儒者大便素结,服搜风顺气丸后,胸膈不利,饮食善消,面带阳色,左关尺脉洪而虚。余曰:此足三阴虚也。彼恃知医,不信,乃服润肠丸,大便不实,肢体倦怠,余与补中益气、六味地黄,月余而验,年许而安。

——选自《薛立斋医学全书·内科摘要·脾肺肾亏损大便秘结等症》

（二）医案简介

医案中儒者平素大便秘结,服用搜风顺气丸后,出现胸膈不利,饮食善消,面色潮红等症状,左手关尺脉洪而虚。薛立斋认为是足三阴虚证。患者自恃略懂医术,不相信薛立斋的话,自服润肠丸后,出现大便溏薄,肢体倦怠乏力等症状。薛立斋给予补中益气汤和六味地黄丸治疗一月余,大便不溏不结,一年后患者病情稳定,未再复发。

（三）医案解读

患者平素大便秘结,即临床常见的顽固性便秘。本案患者社会身份为儒者,在古代社会地位较高,生活条件优越,或多食膏粱厚味,脾胃易生湿热。《素问·通评虚实论》有言:"肥贵人,则高粱之疾也。"患者平素可能过食肥甘厚味,损伤脾胃。脾气虚弱,运化失司,精微输布失常,易生痰湿郁热。内热过盛则伤津耗液,进而内燥中生,热气积在肠胃,津液燥竭,糟粕痞结,壅塞不通,故大便秘结。

患者自服搜风顺气丸,苦寒泻下,直折脾胃,使脾胃更加虚弱。而患者症见胸膈不利,恐与脾土虚弱,肝失疏泄、横逆犯脾有关;脾虚湿蕴,久郁生热,胃中阴火炽盛以致腐熟太过,食欲亢进,故而饮食善消;内热过盛,津液亏少,耗散真阴,阴虚内热,导致"面带阳色"。其脉洪而虚,洪脉者,来盛去衰,乃因正气耗损,阴火内炽,营血煎熬而成。患者自认为了解医术,不相信薛立斋,又服用润肠丸。患者本就脾胃虚弱,尽管此药攻下之效较搜风顺气丸和缓,但仍为攻伐之品,用之令脾胃更虚,因而又出现大便稀溏、肢体倦怠等症状。

此时患者的基本病机正是薛立斋认为的肝脾肾三阴亏虚,尤以脾虚为要。故薛立斋用补中益气汤,补脾胃中气,恢复中焦脾胃运化散精、斡旋升降之能,使气机升已而降,助益肠腑传化及通降。用六味地黄丸三阴同补,兼降相火,补泻兼施,填精固本以养真水。更重要的是,脾胃为后天之本,先天命门需依靠后天脾胃运化精微以发挥功用,这正是"补肾不如补脾"。今患者脾胃虚弱,运化失常,薛立斋用补中益气汤,恢复脾胃鼎釜的化生之能。三阴亏虚,真水匮乏,滋养无源,薛立斋用六味地黄丸固本培元,滋真水,补肾阴,润脾阴。脾胃燥湿相济,则脾胃鼎釜可不断化生精微,使真水泉源不竭,脾阴得以正常濡润肠腑,传导糟粕。

(四)方药分析

在本案中,共出现4个方剂,其中患者自服了搜风顺气丸及润肠丸,而薛立斋使用了补中益气汤和六味地黄丸。

搜风顺气丸,组成为:大黄、山药、独活、火麻仁、车前子、菟丝子、槟榔、郁李仁、牛膝、防风、枳壳,治以搜风顺气,润肠通便,用于肠胃积热,胸膈痞闷,大便燥结。《医方集解》曰此方:"治中风风秘、气秘。"本方以苦寒泻下之大黄为君,且用量较大,易伤患者脾胃,兼以风药独活为辅,易动气伤津,使脾胃更加虚弱。

润肠丸首见于《脾胃论》,组成为:火麻仁、桃仁、大黄、当归、羌活,功效是养血活血、升阳散火、泻下热结,用于实热津亏型便秘。该方虽以缓攻热邪为主,但因药物多为苦寒通泄、行气活血之品,久服仍会耗伤脾气,动血伤阴。患者自用以上两方均犯"虚虚之戒",因而病情每况愈下。

补中益气汤为李东垣受到《黄帝内经》"损者益之,劳者温之"启发所创制,用于治疗饮食劳倦,脾虚气弱,内伤寒热之证。本方重用性甘味温的黄芪为君,补中固表,升阳举陷。臣药人参大补元气,炙甘草补脾和中。佐以白术补气健脾,以资气血生化之源。中气既虚,营血易亏,故佐用当归以补养营血,且"血为气之宅",可使所补之气有所依附。陈皮理气和胃,使诸药补而不滞。更加少量升麻、柴胡,升阳举陷,助益气之品升提下陷之中气,故为佐使。炙甘草调和诸药,亦为使药。诸药合用,可补益中焦脾胃之气。

六味地黄丸见于《小儿药证直诀》,是北宋医家钱乙所创,后用于肾阴精不足之证。熟地黄为君,补益肾阴,配泽泻宣泄肾浊以济之。山茱萸补益肝肾,收涩固脱,合牡丹皮清泻肝火。山药补脾益阴,滋精固肾,配茯苓健脾渗湿。此方不仅治肝肾不足,更是三阴并治良剂。

补中益气汤与六味地黄丸合用为薛立斋的独到经验。三阴亏虚,以六味地黄丸治之理所当然,但由于患者脾胃虚弱,后天化生无力,而六味地黄丸性味滋腻易碍脾运化,单用或事倍功半;若只用补中益气汤补中升阳,不调治三阴亏虚,容易陷入唐宗海所批判的"重脾胃者,但知宜补脾阳,而不知滋养脾阴"的困境。二方合用,在补中益气汤健运脾胃的同时,陈皮、升麻、柴胡可畅达肝脾气机升降,使六味地黄丸补而不腻,以免"虚不受补"。六味地黄丸又可制约补中益气汤的燥性,避免劫伤真水脾阴,谨守"虚虚之戒"。在《薛氏医案》中,补中益气汤与六味地黄丸合用或朝服补中益气汤、夕进六味或八味丸等独到的处方用药经验,蕴含着薛立斋对脾胃运化与命门水火关系的深刻把握和娴熟运用。

(五)医理探寻

便秘较为复杂,然多分为虚实两类,可随证治之。实证可分为热结、气滞、寒积,虚证则是气虚、血虚、阴虚和阳虚,总由大肠传导失职而成。《黄帝内经》首次提及便秘,书中明确指出便秘与脾胃、小肠有关。东汉时期,张仲景则称便秘为"脾约""闭""阴结""阳结",认为该病与寒、热、气滞有关,提出了便秘寒、热、虚、实不同的病机,创立了承气汤、麻子仁丸等经典名方。明代张景岳把便秘分为阴结、阳结两类,认为有火为阳结,无火为阴结。《素灵微蕴·噎膈解》云:"粪溺疏泄,其职在肝"。《杂病源流犀烛》言:"大便秘结,肾病也……肾主五液,津液盛则大便调和",指出大便秘结与肝、肾密切相关。总之,便秘基本病机为大肠传导失司,主要病位在大肠,涉及脾、胃、肺、肝、肾等脏腑。

在临床上,治疗实证热秘,不可偏执于泻热通便,以免损伤气阴,须兼顾健脾和中,益气养阴,攻补兼施,可用"麻子仁丸"加减;"气秘者,气内滞而物不行也",宜调理肝脾,行气通便,可用"六磨汤"化裁;"冷秘者,寒冷之气,横于肠胃,凝阴固结,阳气不行,津液不通",宜温里散寒,通便止痛,可选"温脾汤"合"半硫丸";气虚秘者,多年老体弱,气血亏虚,宜益气活血,润肠通便,可用"补中益气汤"或"黄芪汤"加减;血虚秘者,当养血润燥通便,可用"润肠丸"加减;阴虚秘者,应滋阴增液,可用"增液汤"加减;阳虚秘者,脾肾阳虚,阴寒内盛,宜温里散寒,通便止痛,可用"济川煎"加减。

然而,对于涉及脏腑众多,病因病机复杂的顽固性便秘而言,临床治疗上拘泥于某一脏腑及治法并不适宜,略有生搬硬套之嫌,故应从更高的认知维度执简驭繁。命门为先天之本,是高于五脏六腑的层次,起到统摄脏腑的作用;

而五脏六腑是后天形成的,其中脾胃为后天之本,运化水谷精微并化生人身气血,为脏腑发挥功能提供物质基础,同时反哺命门。病理情况下,命门虚衰会影响后天脏腑功能,而后天脏腑损伤过度又会损及先天命门。正所谓"水亏其源则阴虚之证迭出",顽固性便秘总归阴虚为患。因此,可尝试协调先天命门真水与后天脾胃阴液的关系,以破解顽固性便秘这一诊治难题。

笔者上文所提及的"鼎薪模型"将命门真水比作鼎中水液,可滋养脾脏,润泽脾阴,使脾免于阴火所伤,并助脾阴濡润肠腑,从而实现肠腑津液输布如常、传导糟粕顺畅,对指导顽固性便秘的临床诊治具有重要的意义。

回望医案可知,该儒者正是因为脾虚失运,脾阴匮乏,濡润无权,三阴亏虚,阴火炽盛以致肠燥津伤,大便秘结。在其自服搜风顺气丸及润肠丸后,动气耗脾,损及真水,阴虚愈甚,以致津液下注,大便不实,中气大伤,肢体倦怠,正合薛立斋所言"脾阴虚则便溏"。以"鼎薪模型"观之,病机可概括为水液枯涸,鼎釜有缺。《删补名医方论》曾阐述道:"阴虚者阳往乘之……阳邪乘入太阴脾部,当补中益气以升举之,清阳复位而火自熄也;若乘入少阴肾部,当六味地黄丸以对待之,壮水之主而火自平也。"薛立斋处方用药思路正与此论不谋而合,用补中益气汤补中健脾,调畅气机以补鼎釜之缺,熄阴火之源;用六味地黄丸滋养真水,润泽脾阴以复相火正位,助传化畅达。当鼎釜无缺、水液丰盈、薪火守位,可不断化生精微,燥湿相济,升降相依,水火既济,五脏调和,腑气畅顺,便秘自解。分析此案可知,面对疑难脾胃疾患,若从命门水火与脾胃运化切入,有望收到意想不到的疗效。

【按语】

命门是基于阴阳思维构建形成并用于诠释人体生命本质的经典概念,具有体合阴阳、内藏水火、阴精为基、阳气为用、燥湿兼顾等特点,是中医基础理论追求人体阴阳调和的缩影与写照。笔者从任督二脉阐释命门与脾土的联系,剖析脾阴脾阳与命门水火的关系及其对脾主运化的影响,借鉴严用和"釜底之火"模型后提出"鼎薪模型"。

"鼎薪模型"是对命门先天水火与脾胃后天阴阳关系的深入思考,也是对脾阴与真水在脾主运化作用的系统提升。"命门之作用,虽然突出在阳气方面,但不能只重真阳而忽视真阴"。"鼎薪模型"从命门水火既济与脾阴脾阳和合角度拓展脾失健运的病机认识与治疗思路。在临证中,当常规的健脾助运、温中扶阳等方法乏效时,若从"养真水,滋脾阴"切入,有望收到意想不到的疗效。

参考文献

[1] 白伟杰,张志强,罗泽坤,等.毫火针焠刺对癌性疼痛患者生活质量和免疫功能的影响[J].按摩与康复医学,2020,11(20):21-23.

[2] 陈建芳,杨志贤.温阳降糖汤治疗阳虚型肝源性糖尿病30例[J].陕西中医,2009,30(12):1642-1643.

[3] 陈信义,董青,田劭丹,等.肺癌中医药维持治疗临床价值与述评[J].北京中医药大学学报,2021,44(9):777-783.

[4] 陈子晴,聂斌.温针灸命门穴治疗寒湿痹阻型难治性痛风性关节炎的临床观察[J].广州中医药大学学报,2020,37(12):2365-2369.

[5] 储全根.论命门为先天之本[J].中国中医基础医学杂志,2001(4):6-9.

[6] 党琳,秦松林,晁旭.从脾阴虚新视角探微老年功能性便秘[J].四川中医,2018,36(9):25-29.

[7] 高兵,王茎,黄辉,等.明清新安代表性医家脾胃学术思想浅析[J].中医学报,2021,36(10):2133-2137.

[8] 高治理,郝宇,贺娟.从"阳虚阴盛"论肿瘤病机[J].环球中医药,2019,12(3):437-439.

[9] 郭晓峰,柯美云,潘国宗,等.北京地区成人慢性便秘整群、分层、随机流行病学调查及其相关因素分析[J].中华消化杂志,2002,22(10):637-638.

[10] 韩凤娟,王小玉.基于命门学说探究卵巢癌的发病机制[J].四川中医,2022,40(4):18-20.

[11] 何天凤,韩叶芬,赵嘉宁,等.雷火灸在癌症病人症状干预中的研究进展[J].全科护理,2022,20(17):2338-2340.

[12] 黄海福.从阳气论治肿瘤的临证思考[J].中医肿瘤学杂志,2019,1(5):56-58.

[13] 李付平,张秀芬,杨贵真,等.探讨张景岳对脾胃学说的继承与发展[J].中国中医基础医学杂志,2019,25(11):1504-1507.

[14] 李冀,连建伟.方剂学[M].北京:中国中医药出版社,2016.

[15] 李如辉,方宇茜,林明欣.《难经》命门原旨索隐[J].中华中医药杂志,2022,37(7):3722-3726.

[16] 李秀娟,白璐铭,尚德阳,等.论"命门"学说对"肾阳虚证"形成的影响[J].实用中医内科杂志,2022,36(4):4-6.

[17] 李育才,初淑华,王耀华,等.施今墨先生治疗糖尿病的经验[J].辽宁中医杂志,1986,10(4):5-7.

[18] 李泽,高云霄,杨柳,等.陈士铎脾胃思想特色浅析[J].中华中医药杂志,2021,36(12):

7413-7415.

[19] 林明欣,于智敏,张萌.《外经微言》命门学说发微[J].中华中医药杂志,2020,35(12):6064-6070.

[20] 林明欣,赵英英,朱章志.立足"首辨阴阳,再辨六经"浅析糖尿病论治[J].中华中医药杂志,2011,26(5):1119-71122.

[21] 林明欣.万物生长靠太阳　人类健康守命门[EB/OL].2023-06-14.https://m.tech.china.com/hea/article/20230614/062023_1330755.html.

[22] 刘芳,白晓红.基于脾阴学说探讨小儿功能性便秘的反复发作[J].中医杂志,2020,61(24):2159-2162.

[23] 刘宁.中医肿瘤类疾病的隐喻认知研究[D].北京:北京中医药大学,2021.

[24] 刘容钦,赵和.便秘从脾阴虚论治[J].中国中医药现代远程教育,2011,9(11):113.

[25] 刘完素,张崇泉.素问玄机原病式[M].北京:人民军医电子出版社,2011:16.

[26] 刘智勇,杨关根,沈忠,等.杭州市城区便秘流行病学调查[J].中华消化杂志,2004,24(7):435-436.

[27] 吕蕾晶,姚雨风,李晶.从脾阴虚论治脾胃病[J].中医药临床杂志,2022,34(1):25-29.

[28] 明·薛己.薛立斋医学全书[M].北京:中国中医药出版社,1999:26-27.

[29] 明·张景岳.景岳全书[M].太原:山西科学技术出版社,2006.

[30] 明·张景岳.类经图翼类经附翼质疑录[M].太原:山西科学技术出版社,2013:261-262.

[31] 南宋·严用和.严氏济生方[M].北京:中国医药科技出版社,2012:121.

[32] 清·黄元御.素灵微蕴[M].北京:中国中医药出版社,2015:229.

[33] 清·沈金鳌.杂病源流犀烛[M].北京:中国中医药出版社,1994:144.

[34] 清·沈鲁珍,叶天士,缪宜亭.三家医案合刻沈氏医案[M].上海:上海科学技术出版社,2010:105.

[35] 清·唐宗海.血证论[M].北京:人民卫生出版社,2005.

[36] 清·汪昂.医方集解[M].北京:人民卫生出版社,2006:572.

[37] 清·王九峰.王九峰医案[M].北京:中国中医药出版社,1994:51.

[38] 清·吴谦.医宗金鉴删补名医方论[M].北京:人民卫生出版社,1963:332.

[39] 清·尤怡.金匮翼[M].北京:中国中医药出版社,2005.

[40] 清·张锡纯.医学衷中参西录[M].北京:化学工业出版社,2018:24.

[41] 沈影,韩凤娟.基于"阳化气,阴成形"理论探讨Wnt/β-catenin信号通路"阳闭阴开"的卵巢癌形成机制与温阳治法[J].辽宁中医杂志,2022,49(9):58-61,222.

[42] 盛凤,闫玉兰,刘晓智,等.四逆汤在肿瘤治疗中的应用进展[J].山西中医,2019,35(8):58-60.

[43] 宋·杨士瀛.仁斋直指[M].北京:中医古籍出版社,2016:24.

[44] 唐咸玉,周泉.糖尿病阳虚枢机不利探微[J].中医杂志,2006,47(12):886-7887.

[45] 田代华整理.黄帝内经素问[M].北京:人民卫生出版社,2002:88.

[46] 王维德.外科证治全生集[M].北京:人民卫生出版社,2020:2.

[47] 王小娟,戴小军,刘延庆.基于"脾主运化"理论探讨毒邪的转输[J].中国处方药,2021,
19(7):23-25.

[48] 吴玉萍,陈根成.基于命门学说论治慢性心力衰竭[J].中西医结合心脑血管病杂志,
2018,16(2):240-242.

[49] 熊理守,陈旻湖,陈惠新,等.广东省社区人群慢性便秘的流行病学研究[J].中华消化
杂志,2004,24(8):488-491.

[50] 许睿,鲁明源.基于"负阴抱阳"思想探讨命门真义[J].北京中医药大学学报,2023,46
(4):491-495.

[51] 张伯礼,吴勉华.中医内科学[M].北京:中国中医药出版社,2017.

[52] 章真如.章真如医学十论[M].武汉:武汉出版社,1992:230.

[53] 周德生,何清湖.《仁术便览》释义[M].太原:山西科学技术出版社,2013:22.

[54] 周禄荣,鞠宝兆.基于《黄帝内经》探寻"结"病机在积聚类疾病中的演化规律[J].中华
中医药杂志,2022,37(6):3053-3055.

[55] 朱章志,林明欣,樊毓运.立足"阳主阴从"浅析糖尿病的中医治疗[J].江苏中医药,
2011,43(4):7-78.

[56] 朱章志,唐咸玉,任培华.温脾肾暖肝胃方药对2型糖尿病胰岛素抵抗及低度炎症反
应的影响[J].中药新药与临床药理,2007,18(1):69-771.

[57] 邹建华,肖战说,吴娇,等.吴煜运用"气郁生岩"理论治疗乳腺癌的经验[J].中医药导
报,2021,27(8):182-184.

[58] LIANG Y, ZHANG H, SONG X, et al. Metastatic heterogeneity of breast cancer:
Molecular mechanism and potential therapeutic targets[J]. Semin Cancer Biol, 2020,
60: 14-27.

[59] NOORELDEEN R, BACH H. Current and Future Development in Lung Cancer
Diagnosis[J]. Int J Mol Sci, 2021, 22(16): 8661.

[60] WU C, LI M, MENG H, et al. Analysis of status and countermeasures of cancer
incidence and mortality in China[J]. Sci China Life Sci, 2019, 62(5): 640-647.

附录一　珍本《外经微言》重要图片

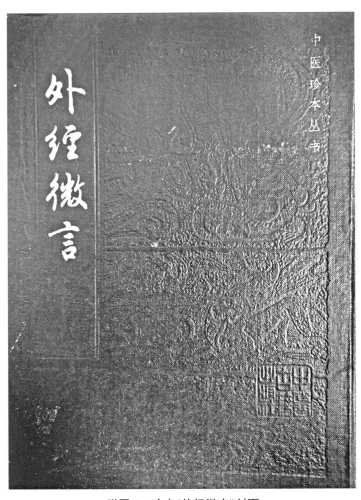

附图 1　珍本《外经微言》封面

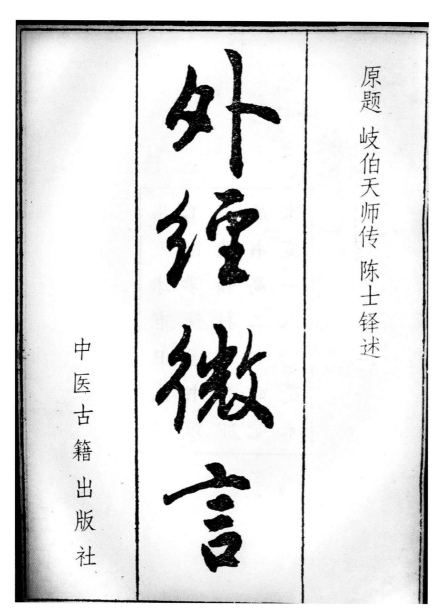

附图2　珍本《外经微言》内封

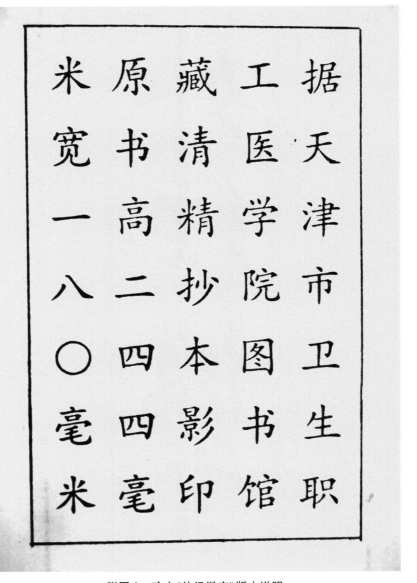

据天津市卫生职工医学院图书馆藏清精抄本影印原书高二四四毫米宽一八〇毫米

附图3　珍本《外经微言》版本说明

前　言

《外经》之名，始见于《汉书·艺文志》，其书早佚。

《外经微言》原题岐伯天师传，陈士铎述，为后人托名之作。撰者无可考。所见历代公私藏书志均无著录。

天津市卫生职工医学院图书馆所藏之精抄本，为国内现知孤本，已有残缺。其末朱题「嘉庆二十年静乐堂书」。

之处，抄本时间似在清代初年。

但与正文笔体殊异，疑系后人所书。考文中有不避清讳

本书共九卷、八十一篇。分述养生、经脉、脏腑、阴阳、五行、四时、运气、病因、病机、治则等。所论

附图 4　珍本《外经微言》前言 1

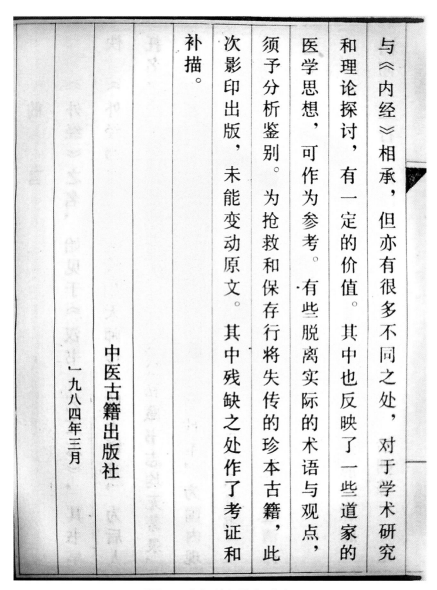

与《内经》相承，但亦有很多不同之处，对于学术研究和理论探讨，有一定的价值。其中也反映了一些道家的医学思想，可作为参考。有些脱离实际的术语与观点，须予分析鉴别。为抢救和保存行将失传的珍本古籍，此次影印出版，未能变动原文。其中残缺之处作了考证和补描。

中医古籍出版社

一九八四年三月

附图5　珍本《外经微言》前言2

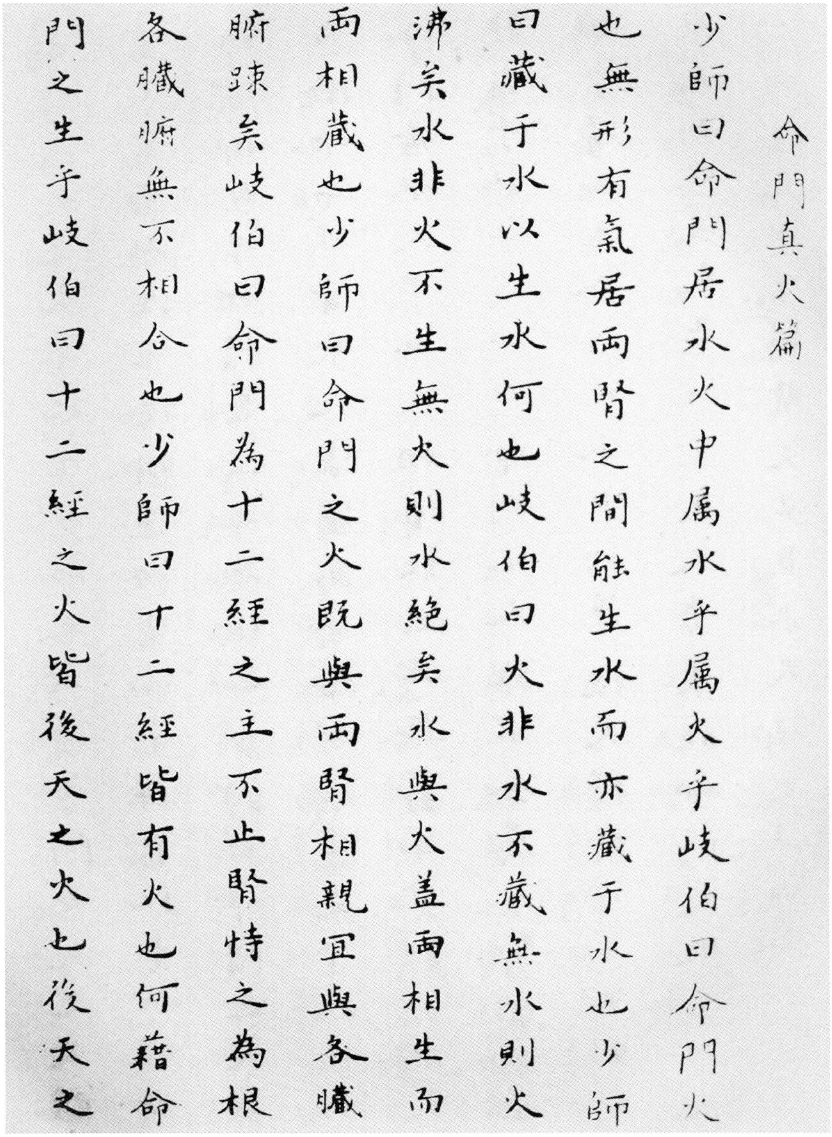

命門真火篇

少師曰命門居水火中屬水乎屬火乎岐伯曰命門火也無形有氣居兩腎之間能生水而亦藏于水也少師曰藏于水以生水何也岐伯曰火非水不藏無水則火沸矣水非火不生無火則水絕矣水與火蓋兩相生而兩相藏也少師曰命門之火既與兩腎相親宜與各臟腑踈矣岐伯曰命門為十二經之主不止腎恃之為根各臟腑無不相令也少師曰十二經皆有火也何藉命門之生乎岐伯曰十二經之火皆後天之火也後天之

附图6　珍本《外经微言》正文示例

附录二　命门学说研究大事记

附表　命门学说研究大事记表

人物	年代	大事记
黄帝、岐伯等	战国秦汉时期	《黄帝内经》首次提出"命门"一词,其含义是泛指双目(睛明穴),后世归结为"目命"说
秦越人	战国秦汉时期	《难经》首次对命门从位置与生理功能上做出系统阐述,认为命门位于右肾,其功能包括藏精舍神,维系原气,主生殖,为呼吸之门,是抗御邪气之根本五方面,后世归结为"右肾命门"说"肾间动气"说
王叔和	公元210—259年	《脉经》首次将命门纳入寸口脉诊法脏腑分候体系中,以右尺脉候三焦与命门
皇甫谧	约公元259年	《针灸甲乙经》除继承《灵枢》命门认识外,还记述了命门穴的位置、刺灸方法
杨上善	公元666—670年	《黄帝内经太素》对《黄帝内经》与《难经》"命门""肾精""肾间动气"等概念进行梳理与解释,突出展示了"命门为大"
孙思邈	约公元581—682年	从道家"性命双修"角度,提出一系列养生思想与功法以培补人身命门;用寒温兼顾,阴阳同调,精血互生之法以药疗肾命
王冰	约公元762年	受中医阴阳学说启发,在注释《黄帝内经·素问》过程中,提出命门为"藏精光照之所",对明清命门学说的发展具有重要启示意义
许叔微	公元1132年	《普济本事方》提出肾命真火化气的重要生理意义,还集中展现其整理及创制的从肾命论治各类疾病的方剂
窦材	公元1146年	《扁鹊心书》系统阐发扶阳思想,对命门阳用之功具有一定补充
陈无择	公元1174年	《三因极一病证方论》提出"三焦相火""胆相火"等概念,为金元刘完素、张元素和李东垣等医家发挥命门相火理论做了铺垫
严用和	公元1253年	《严氏济生方》提出"补脾不如补肾",用药讲究动静结合,补中寓泻
刘完素	公元1110—1200年	《素问病机气宜保命集》《素问玄机原病式》等立足命门右肾说,提出命门属水论,倡导临证需重视"精"之作用

（续　表）

人物	年代	大事记
张元素	约公元 1131—1234 年	《医学启源》突破命门属水论，将相火归于命门，同时提出命门三焦为相火的体用。张元素重视脏腑元气，认为命门之气与肾通
李东垣	公元 1180—1251 年	论及"命门""命门相火""相火"三个概念，首创"相火之精"一词
朱丹溪	公元 1281—1358 年	在"阳常有余，阴常不足论"的基础上提出一套完整的相火论。受理学思想影响，将太极之理应用于医学研究中，为明清命门太极说的建立奠定了基础
滑　寿	公元 1304—1386 年	首倡两肾皆命门，强调两肾功能上的不可分割性
李时珍	公元 1518—1593 年	《本草纲目》阐述了"结构命门"说。李时珍首先明确指出命门的位置在"两肾之间"。另外，他还在本草学上列出了一类温补命门的药物
孙一奎	公元 1522—1619 年	《医旨绪余》设专篇《命门图说》，提出"命门动气"说"命门太极"说等观点。孙一奎基本沿袭了《难经》的学术思想，并融合各家学说，取长补短，阐释与完善了命门学说，起到承前启后的作用
张景岳	公元 1563—1640 年	《质疑录》《景岳全书》《类经附翼》等提出"水火命门"说。对命门学说进行了系统深入的阐发，推动了命门学说的发展
赵献可	公元 1573—1664 年	《医贯》提出"君主命门"说，彻底脱离了肾，构建了一个比五脏六腑更高层次的藏象，而成为主宰十二经、十二官的"真君真主"，这是对藏象理论的突破
陈士铎	公元 1687 年	《外经微言》有 10 篇提及"命门"，其中 3 篇为专题阐述。陈士铎继承与完善命门学说，尤其重视临床实践。他提出命门为十二经之主，指出命门为水火之府，藏先天阴阳，主张命门之火宜补不宜泻，临床辨治重视命门与其他脏腑及部位的关系，并形成补益命门系列药物与方剂
徐灵胎	公元 1693—1771 年	《医贯砭》是对赵献可《医贯》的批判性创作。他对命门学说进行反思，对赵献可的"君主命门"说持有不同意见
赵棣华	1974 年	"肾间动气"是命门，而"命门"可能是肾上腺
邵念方	1980 年	命门的物质基础为环核苷酸
张鸿谟	1984 年	命门"其气与肾通"，是人体生命的原动力
何爱华	1985 年	命门为自主神经系统，命门功能失调表现为自主神经功能紊乱

（续　表）

人物	年代	大事记
黄　澍	1990 年	命门的主要实质器官是脑髓，其系统包括脊髓、神经纤维、内分泌激素和神经递质等
梁锦铭	1994 年	"命门"可能是内分泌与生殖系统
陆广莘	1997 年	命门学说探索了基本生命过程及其机能调节枢纽，是体内生理和抗病机能调节枢纽的理论概括
郑雅琴	1997 年	人体阴阳的发源地为命门，命门位置在头部
王家明	1997 年	丘脑—肾上腺是人体命门
朱荣华	1997 年	提出基于发生遗传学的"命门（太极）模型"说
余晓琪	1997 年	命门对卫气的运行有被动调节、主动调节和合气嗣续三种基本方式
朱　明	2000 年	命门与肾上腺的位置和生理功能基本相合
贾　耿	2000 年	脑是命门先天物质与机能的实质所在
魏凤琴	2000 年	提出命门为"先天本能活力"的假说
郎庆波	2001 年	命门是肾的组成部分，命门的命名无非是为了强调肾为五脏之根本，肾精是生命之元
许敬春	2001 年	小心即窦房结，窦房结即人体命门
杜国平	2001 年	命门实际指人体天地阴阳两极
任艳玲	2002 年	中医命门与西医免疫网络存在本质联系，构成"命门—神经—内分泌—免疫网络系统"
乔富渠	2003 年	命门在解剖结构上相当于肾上腺，在生理功能上相当于内分泌系统，在脏腑功能上主要归属于肾
邢玉瑞	2004 年	命门是人体生命机能活动的调节系统
郑清国	2005 年	命门为前列腺
许积成	2006 年	命门乃生殖器官
胡素敏	2007 年	命门不是肾的附庸，而是独立于脏腑系统的生命中枢
张志锋	2008 年	脑（包括脊髓）即为命门，命门实则就是脑（包括脊髓）
张红英	2010 年	命门为下丘脑
李海洋	2011 年	命门是生命产生之门户（或称命门是生殖系统）

（续　表）

人物	年代	大事记
付　璐	2012 年	受精卵的功能与命门之内涵相应
蓝　海	2013 年	命门可能为多能干细胞产生的场所
张敬文	2015 年	命门学说不仅从人体系统的有序、稳定来认识人体和疾病，而且把人体五脏系统的有序、稳定理解为生命体"自组织的状态和结果"
田合禄	2016 年	先天命门为精卵合子的 DNA 细胞，后天命门为气味化生为神的肠胃黄庭
林明欣	2020 年	命门为五脏六腑之主，命门为高于五脏六腑的生命调控中枢
林明欣	2021 年	命门有名无形，位于神阙穴、命门穴和两肾之间
林明欣	2023 年	万物生长靠太阳，人类健康守命门

注：表中事件所示年代，有明确出处的，为成书年代；无明确出处的，为医家生卒年。

附录三 七律·探命门

七律·探命门

林明欣

黄帝外经轶成迷，士铎微言恰补遗。
命门道奥关长寿，元气根深溯无极。
水火交融千疢愈，阴阳相济万物吉。
今朝新辟杏林路，盛世岐黄自奋蹄！

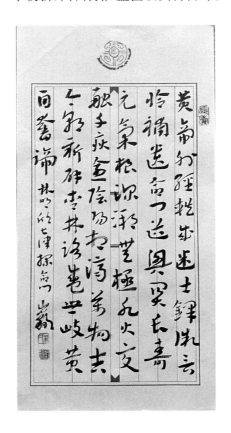

附录四　七律·颂章朱学派

七律·颂章朱学派

林明欣

章朱开派广贤徒

日月合明耀沪苏

求是知行功鹤立

出奇致用效鼓枻

发皇古义究玄理

融会新知辟妙途

橘井龙蟠扬四海

大医仁爱众生福

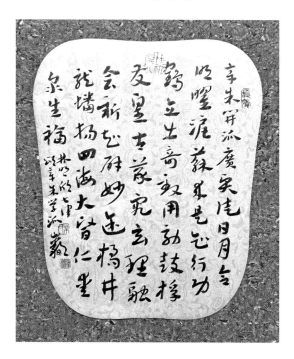

后 记

　　2015年,在中国中医科学院60年院庆时,习近平总书记在给我院的贺信中指出:"中医药学是中国古代科学的瑰宝,也是打开中华文明宝库的钥匙。希望广大中医药工作者切实把中医药这一祖先留给我们的宝贵财富继承好、发展好、利用好。"党的十九大报告指出"坚持中西医并重",发展中医药已经上升为国家战略,中医药的发展迎来天时、地利、人和的大好时机。我们有幸成为中医药事业的传承人和守护者,要怀揣敬畏虔诚的态度,秉承科学严谨的精神,全力以赴做好传承创新发展工作,使中医药基业长青。

　　苍生大医,始于仁心,成于仁术,止于仁德! 为天地立心,为生民立命,为往圣继绝学,我们中医药人一定要对标国家战略,面向行业需求,顺势而为,发出"中医声音",讲好"中医故事",贡献"中医智慧",提供"中医方案",为健康中国大计和为人类健康大业谱写新篇章!

　　本书在编写过程中,幸得国医大师陈可冀、韦贵康、伍炳彩、施杞和已故国医大师吕仁和的点拨,承蒙恩师朱建平特聘首席研究员作序,于智敏研究员主审,国医大师朱良春传承团队和《中华中医药杂志》社长闫志安研究员的大力支持,使全书质量进一步提高。

　　本著得到国家973计划(2014CB542903)和国家重点研发计划(2019YFC1708501)的支持;此次再版,也得到中央级公益性科研院所专项资金(No. YZ-202136,No. YZ-202138)、中国中医科学院优秀青年科技人才培养专项基金(No. ZZ15-YQ-071)、国家自然科学基金(No. 81973723)、国家中医药管理局首批重点研究室"脾胃病脾虚证候重点研究室"(国中医药函[2009]95号)、广东省中医药管理局课题(No. 20200308)和广西中医药大学博士科研启动基金(No. 2020BS010、No. 2020BS023)的资助,在此一并表示衷心感谢!

　　此书为集体编写,撰稿人的理论水平和文学功底有较大差异,因此,各章的学术水平和撰写风格不尽相同。由于编者水平有限,文中欠妥之处在所难免,衷心希望各位专家学者斧正!

林明欣
癸卯仲夏于北京泽乾堂